60歳からの脳トレ

もの忘れ、
認知症にならない

漢字 思い出しテスト

ど忘れ現象を防ぐ会 編

楽しみながら
全816問

コスモ21

漢字〝読み・書き〟テストで楽しみながら脳を元気に！
――はじめに

あなたが毎日、読み、使っている漢字。でも、「最近、漢字が書けなくなったなあ」と思うことはないでしょうか？

近頃は、生活のなかで手で文字を〝書く〟ことがすっかり減っています。携帯やスマホでメールを〝打ち〟、パソコンの〝変換〟機能に頼っている人も多いことでしょう。脳は、使わないとサビついていきます。漢字を手で書く習慣がなくなると、脳が漢字を忘れていってしまうのです。

そんな忘れかけた漢字を思い出してもらうための本――それが、この『60歳からの脳トレ――もの忘れ、認知症にならない　漢字思い出しテスト』です。クイズ形式で楽しめば、忘れかけた漢字が脳に蘇《よみがえ》ってくるはずです。

大事なことは、解答を別の紙に手で書くこと。この「書く」という作業そのものが重要です。文字を書く、指を動かすという動作によって、漢字の記憶を呼び覚まして脳にふたたび定着させるだけでなく、脳の老化や認知症の予防にもつながることが、最先端の脳医学の研究で明らかになっています。

解答は、全て問題の次のページに記してあります。問題を解いたら、ぜひ自己採点もしてみましょう。各章の最初のページに、点数の目標が掲げてあります。

ただし、一回目であまりいい点数が出なくても、決してがっかりしないでください。そして、一週間くらい経ったら、もう一度チャレンジしてみてください。何度でも繰り返し挑戦することで、最初にできなかった問題も、だんだん思い出せるようになるはずです。

ちょっと難しい漢字も入っています。しかし、繰り返し挑戦してそれらの漢字を思い出し、書けるようになることこそが脳のトレーニング。「漢字思い出しテスト」で脳を元気にする秘訣です。

さあ、今すぐページを開いて、挑戦してみてください！

ど忘れ現象を防ぐ会

もの忘れ、認知症にならない 漢字思い出しテスト ◎ 目次

第1章

耳にするけど思い出せない【ことわざ・慣用句】全112問

第2章

漢字の奥深さを知る【四字熟語】全256問

第3章

見たことあるのに意外に【読めない漢字】全220問

第4章

そんなに難しくないのになぜか【書けない漢字】全180問

おまけ

日本語【間違いさがしクイズ】全48問

◎本書で使用する漢字表記は、2010年11月内閣告示の常用漢字表で定められている文字を使用し、それ以外の漢字では正字（旧字体）も使用しています。

カバーデザイン ▸▸▸ オリーブグリーン
製作協力 ▸▸▸ 鈴木 充
編集協力 ▸▸▸ オフィス朋友

第1章

耳にするけど
思い出せない
【ことわざ・慣用句】
全112問

◎この章の□に文字を入れる問題は、漢字で答えられなくても正解とします。

◎一部、カタカナの正解もあります。

◉自己採点しましょう

▷80問正解 …… ★★★【大変よくできました】
▷60問正解 …… ★★☆【よくできました】
▷40問正解 …… ★☆☆【もう少し頑張りましょう】

◎――□に入る文字は何でしょう?《ウォーミングアップ》

①
□人寄れば文殊《もんじゅ》の知恵

②
苦しい時の□頼み

③
鉄は□いうちに打て

④
溺れる者は□をも摑《つか》む

⑤
枯れ木も□の賑《にぎ》わい

⑥
穴があったら□□たい

⑦
故郷へ□を飾る

⑧
□□□は一日にして成らず

① **三人《さんにん》寄《よ》れば文殊《もんじゅ》の知恵《ちえ》**

〝凡人でも三人集まればいい知恵も出るものだ〟。文殊は知恵をつかさどる菩薩です。

② **苦《くる》しい時《とき》の神頼《かみだの》み**

普段は神など信じていない人でも、苦しくなるとつい神様に祈ってしまうこと。

③ **鉄《てつ》は熱《あつ》いうちに打《う》て**

鉄は熱ければ自在に変形することから、〝若いうちに鍛えなさい〟〝時機を逃すな〟という意味。

④ **溺《おぼ》れる者《もの》は藁《わら》をも摑《つか》む**

〝困難な状況になると、頼りにならないようなものも頼りにする〟というたとえ。

⑤ **枯《か》れ木《き》も山《やま》の賑《にぎ》わい**

〝つまらないものでも、ないよりはましだ〟。枯れ木でも、あるなら禿げ山よりいいですものね。

⑥ **穴《あな》があったら入《はい》りたい**

〝とても恥ずかしい〟ことのたとえ。穴があれば、そこに隠れてしまいたい気持ちなわけです。

⑦ **故郷《こきょう》へ錦《にしき》を飾《かざ》る**

〝出世して故郷に帰る〟ことのたとえ。出世した人が立派な錦の袴《はかま》をはいて帰郷する様子から。

⑧ **ローマは一日《いちにち》にして成《な》らず**

〝何事も努力せずに成し遂《と》げることはできない〟。大ローマ帝国も一瞬でできたのではないのです。

◎――□に入る文字は何でしょう?《小手調べ》

①心頭《しんとう》を滅却《めっきゃく》すれば□もまた涼し

②石の上にも□年

③地獄の沙汰《さた》も□次第

④立つ鳥□を濁さず

⑤泣き面《つら》を□が刺す

⑥来年の事を言えば□が笑う

⑦知らぬ顔の□□□

⑧張り子の□

① 心頭《しんとう》を滅却《めっきゃく》すれば火《ひ》もまた涼《すず》し

「心頭」は〝心〟、「滅却」は〝滅ぼす〟。〝どんな困難も気持ちの持ちようで苦しくない〟こと。

② 石《いし》の上《うえ》にも三年《さんねん》

冷たい石も三年も座っていれば温まる。〝つらくても我慢していればやがて報《むく》われる〟たとえ。

③ 地獄《じごく》の沙汰《さた》も金《かね》次第《しだい》

閻魔《えんま》様の裁きも金で有利にできる。〝世の中、金さえあればどうにでもできる〟というたとえ。

④ 立《た》つ鳥跡《とりあと》を濁《にご》さず

水鳥が飛び立ったあとは水が澄んでいる。〝去る者は引き際に見苦しくなく、潔《いさぎよ》くする〟こと。

⑤ 泣《な》き面《つら》を蜂《はち》が刺《さ》す（泣《な》き面《つら》に蜂《はち》）

つらいときにさらに不幸が訪れることから、〝悪い事が重なる〟たとえ。

⑥ 来年《らいねん》の事《こと》を言《い》えば鬼《おに》が笑《わら》う

〝将来のことは予測できない〟というたとえ。怖い鬼にさえ笑われてしまうわけです。

⑦ 知《し》らぬ顔《かお》の半兵衛《はんべえ》

〝知らんぷりをして全く取り合わない〟ことのたとえ。戦国武将の竹中半兵衛の逸話から。

⑧ 張《は》り子《こ》の虎《とら》

張り子で作った首が動く虎の玩具から、転じて〝弱いのに虚勢《きょせい》を張っている人〟を言う。

◎――□に入る文字は何でしょう？《少しレベルアップ！》

①
夫婦喧嘩《げんか》は□も食わない

②
木で□をくくる

③
生き馬の□を抜く

④
上手の手から□が漏る

⑤
鰯の□も信心から

⑥
鬼の居ぬ間に□□

⑦
綸言《りんげん》□の如し

⑧
酒に□の徳あり

①
夫婦《ふうふ》喧嘩《げんか》は犬《いぬ》も食《く》わない

夫婦喧嘩は些細《ささい》なことが多く犬でさえ気にとめない、まして〝他人が仲裁するものではない〟。

②
木《き》で鼻《はな》をくくる

本来は「木で鼻をこくる（＝こする）」で、〝無愛想にする〟という意味。

③
生《い》き馬《うま》の目《め》を抜《ぬ》く

生きた馬の目を抜き取るほど素早いことから、〝すばしこく油断ならない〟ことのたとえ。

④
上手《じょうず》の手《て》から水《みず》が漏《も》る

〝どんな名人でも失敗することがある〟というたとえ。19ページ⑤も同様の意味です。

⑤
鰯《いわし》の頭《あたま》も信心《しんじん》から

節分で飾る鰯の頭さえ、信じる人にはありがたいことから、信仰心が不思議な力を持つたとえ。

⑥
鬼《おに》の居《い》ぬ間《ま》に洗濯《せんたく》

恐ろしい鬼、つまり〝主《あるじ》や気兼ねする人〟が〝居ない間に存分にくつろぐ〟という意味。

⑦
綸言《りんげん》汗《あせ》の如《ごと》し

「綸言」は〝天子の言葉〟。出た汗は戻せないのと同様、〝天子の言葉は取り消せない〟こと。

⑧
酒《さけ》に十《とお》の徳《とく》あり

十徳は…百薬の長、長寿、旅の友、防寒、推参の便、憂い忘れ、貴人と親交、慰労、万人和合、独居の友。

◎――□に動物の名前を入れてください。《小手調べ》

①□も歩けば棒に当たる

②□の手も借りたい

③大山鳴動して□一匹

④□の耳に念仏

⑤□も木から落ちる

⑥前門の虎 後門の□

⑦□にひかれて善光寺参り

⑧捕《と》らぬ□の皮算用

①
犬《いぬ》も歩《ある》けば棒《ぼう》に当《あ》たる

何かをしていれば〝災難に遭うことも多い〟〝思いがけない幸運に当たる〟の二通り意味がある。

②
猫《ねこ》の手《て》も借《か》りたい

〝手が足りなくてとても忙しい〟ことのたとえ。でも猫は手伝ってくれないでしょうねぇ……。

③
大山《たいざん》(泰山《たいざん》)鳴動《めいどう》して鼠《ねずみ》一匹《いっぴき》

〝前触ればかり大げさに騒いで、結果は大したことがない〟こと。鼠が一匹ではがっかりです。

④
馬《うま》の耳《みみ》に念仏《ねんぶつ》

ありがたい念仏を聞いても馬は知らんぷり。〝有益な話も聞く耳を持たない・理解できない〟こと。

⑤
猿《さる》も木《き》から落《お》ちる

〝その道の名人でもたまには失敗する〟ことを猿でたとえた表現。37ページ①も同じ意味です。

⑥
前門《ぜんもん》の虎《とら》 後門《こうもん》の狼《おおかみ》

「前門に虎を防ぎ後門に狼を進む」とも。表の虎は防いだが裏から狼が。〝一難去ってまた一難〟。

⑦
牛《うし》にひかれて善光寺参《ぜんこうじまい》り

〝思いがけない縁で偶然よいほうへ導かれる〟こと。長野の善光寺にまつわる説話が由来。

⑧
捕《と》らぬ狸《たぬき》の皮算用《かわざんよう》

狸を捕まえないうちから皮が売れた計算をする。〝不確実なことをあてにして計画を立てる〟こと。

□に動物の名前を入れてください。《少しレベルアップ！》

①
虎の威を借る□

②
同じ穴の□

③
窮鼠《きゅうそ》□を噛む

④
□の最後っ屁

⑤
人間万事塞翁《さいおう》が□

⑥
食べてすぐ寝ると□になる

⑦
□に真珠

⑧
□の尾を踏む

① 虎《とら》の威《い》を借《か》る狐《きつね》

〝実力がないのに他人の力を頼って威張る〟こと。虎を騙《だま》して従えて威張った狐の故事から。

② 同《おな》じ穴《あな》の狢《むじな》（狐《きつね》・狸《たぬき》）

〝一見、違うように見えても実は同類〟というたとえ。悪人について使うことが多い。

③ 窮鼠《きゅうそ》猫《ねこ》を噛《か》む

鼠《ねずみ》も窮《きゅう》すれば猫に噛みつく。〝弱くてもピンチになれば強者に反撃したり苦しめる〟たとえ。

④ 鼬《いたち》の最後《さいご》っ屁《ぺ》

鼬は追い詰められると悪臭を放って逃れる。〝切羽《せっぱ》詰まったときに非常手段を使う〟こと。

⑤ 人間万事塞翁《にんげんばんじさいおう》が馬《うま》

ただ「塞翁が馬」とも。〝人生は何が災いし何が福となるかわからない〟こと。故事による格言。

⑥ 食《た》べてすぐ寝《ね》ると牛《うし》になる

〝食後すぐ横になるのは行儀が悪い〟という戒《いまし》め。牛は寝そべってモグモグしていますからね。

⑦ 豚《ぶた》に真珠《しんじゅ》

〝価値がわからない者には貴重な物も意味がない〟。新約聖書の言葉から。「猫に小判」とも。

⑧ 虎《とら》の尾《お》を踏《ふ》む

〝非常に危険である〟ことのたとえ。虎の尾を踏んづけてしまえば、それは……。

◎□に鳥の名前を入れてください。《小手調べ》

①□も鳴かずば打たれまい

②□が豆鉄砲を食ったよう

③□が鷹を生む

④□が葱《ねぎ》を背負って来る

⑤闇夜に□ 雪に鷺《さぎ》

⑥□の一声

⑦能ある□は爪を隠す

⑧□百まで踊り忘れず

① 雉《きじ》（鳥《とり》）も鳴《な》かずば打《う》たれまい

〝余計なことを言わなければ災いを招かずに済むのに〟。雉は鳴くから見つかるのです。

② 鳩《はと》が豆鉄砲《まめでっぽう》を食《く》ったよう

〝突然のことに驚く〟たとえ。鳩を豆鉄砲で撃つと、驚いて大好きな豆にも反応できないとか。

③ 鳶《とび》が鷹《たか》を生《う》む

〝平凡な親から優れた子が生まれる〟というたとえ。鳶でも悪くないと思いますが……。

④ 鴨《かも》が葱《ねぎ》を背負《しょ》って来《く》る

鴨が葱を背負ってくれれば、すぐに鴨鍋《なべ》が食べられる。〝こんな都合のいいことはない〟の意味。

⑤ 闇夜《やみよ》に烏《からす》雪《ゆき》に鷺《さぎ》

「闇に烏」「闇夜の烏」とも。夜の闇に烏がいても気づかない。〝似ていて区別がつかない〟こと。

⑥ 鶴《つる》の一声《ひとこえ》

いくら議論しても結論が出ないようなときの〝一言で話をまとめるような有力者の発言〟。

⑦ 能《のう》ある鷹《たか》は爪《つめ》を隠《かく》す

〝本当に才能のある者はそれをひけらかしたりしないものだ〟。鷹は尊敬されていたのですね。

⑧ 雀《すずめ》百《ひゃく》まで踊《おど》り忘《わす》れず

〝幼い頃からの習慣はなかなか直らない〟の意味。雀は成長しても子どものように踊り跳ねてます。

◎――□に食べ物・飲み物の名前を入れてください。《小手調べ》

①
□は飲むとも飲まるるな

②
一富士二鷹三□□

③
棚から□□□

④
□の歯軋《ぎし》り

⑤
□□は小粒でもぴりりと辛い

⑥
□□で鯛を釣る

⑦
鳶に□□□を攫《さら》われる

⑧
敵に□を送る

① **酒《さけ》は飲《の》むとも飲《の》まるるな**

〝酒は飲んでもいいが、飲まれる＝酔って正気を失うほど飲んではいけない〟という教訓。

② **一富士《ふじ》二鷹《たか》三茄子《なすび》**

初夢に見ると縁起がいいもの。どれも徳川将軍家の出身地・駿河にまつわるものとされます。

③ **棚《たな》から牡丹餅《ぼたもち》**

〝思いがけず、労せずして幸運が転がり込んでくる〟こと。牡丹餅は美味しいものの代表です。

④ **鱓《ごまめ》の歯軋《はぎし》り**

〝力のない者が悔《くや》しがっていきりたつ〟こと。鱓が歯軋りしても大したことはなさそうです。

⑤ **山椒《さんしょう》は小粒《こつぶ》でもぴりりと辛《から》い**

〝体は小さくても優秀なこと〟のたとえ。山椒の実は実際、小さくてとても辛いんです。

⑥ **海老《えび》で鯛《たい》を釣《つ》る**

〝わずかな元手で大きな利益を得る〟というたとえ。安い海老で高価な鯛が釣れたら大儲け。

⑦ **鳶《とび》に油揚《あぶらあ》げを攫《さら》われる**

〝大事なものを不意に横取りされること〟。鳶は実際、空からお弁当を狙《ねら》ったりするんですよね。

⑧ **敵《てき》に塩《しお》を送《おく》る**

〝敵の弱みにつけこまず苦境から救う〟こと。上杉謙信が宿敵・武田信玄に塩を送った故事から。

◎——□に食べ物・飲み物の名前を入れてください。《少しレベルアップ！》

①
羹《あつもの》に懲《こ》りて□を吹く

②
親の意見と□□□は後で効く

③
火中の□を拾う

④
□□に鎹《かすがい》

⑤
腐っても□

⑥
花より□□

⑦
□□は食いたし命は惜しし

⑧
□腹も一時

① **羹《あつもの》に懲《こ》りて膾《なます》を吹《ふ》く**

“失敗に懲りて必要以上に用心する”こと。「羹」は野菜や魚肉を入れた熱いお吸い物です。

② **親《おや》の意見《いけん》と冷《ひ》や酒《ざけ》は後《あと》で効《き》く**

あとから酔いがまわる冷や酒と同じように、“親の意見もあとになってありがたく思うものだ”。

③ **火中《かちゅう》の栗《くり》を拾《ひろ》う**

“利益にならないのにそそのかされて他人のために危険を冒す”こと。イソップ寓話《ぐうわ》が由来。

④ **豆腐《とうふ》に鎹《かすがい》**

豆腐に鎹を打つように“手応えなく効き目がない”こと。29ページ①も同じ意味。「糠《ぬか》に釘《くぎ》」とも。

⑤ **腐《くさ》っても鯛《たい》**

鯛は高級魚の代表。“価値のあるものは駄目になってもそれなりの値打ちがある”という意味。

⑥ **花《はな》より団子《だんご》**

風流な花見よりも食べられる団子をありがたがる、“外観より実質を重んじる”ことのたとえ。

⑦ **河豚《ふぐ》は食《く》いたし命《いのち》は惜《お》しし**

河豚は美味だが毒がある。“快楽や利益は得たいがあとのことを考えると手が出ない”こと。

⑧ **茶腹《ちゃばら》も一時《いっとき》**

お茶でもしばらくは空腹をしのげる。“わずかなものでも一時の助けにはなる”ことを言う。

◎――□に家にあるものの名前を入れてください。

①
□□に腕押し

②
転ばぬ先の□

③
□にも棒にも掛からない

④
覆水《ふくすい》□に返らず

⑤
□□は剣よりも強し

⑥
風が吹けば□屋が儲かる

⑦
香炉峰《こうろほう》の雪は□をかかげてみる

⑧
割れ□に綴《と》じ蓋

① 暖簾《のれん》に腕押《うでお》し

「腕押し」は腕相撲のこと。暖簾と腕相撲をするように、〝手応えや張り合いがない〟たとえ。

② 転《ころ》ばぬ先《さき》の杖《つえ》

転ぶ前に杖をついておくということで、〝失敗しないようによく準備しておく〟というたとえ。

③ 箸《はし》にも棒《ぼう》にも掛《か》からない

〝ひどすぎてどうにもならない〟こと。細い箸にも太い棒にも引っ掛からないことから。

④ 覆水盆《ふくすいぼん》に返《かえ》らず

こぼれた水は戻せない。〝一度したことは取り返しがつかない〟〝離縁した夫婦は戻らない〟の意味。

⑤ ペンは剣《けん》よりも強《つよ》し

〝言論の力は武力より強力だ〟という意味。戦争ではなく言論で勝負しないといけないですね。

⑥ 風《かぜ》が吹《ふ》けば桶《おけ》屋《や》が儲《もう》かる

〝ある出来事の影響が思いがけないところに及ぶ〟こと。なぜ風で桶屋が？　考えてみて！

⑦ 香炉峰《こうろほう》の雪《ゆき》は簾《すだれ》をかかげてみる

〝香炉峰の雪は簾を上げてみるものだ〟という白居易《はっきょい》の詩の一節。清少納言の逸話で有名です。

⑧ 割《わ》れ鍋《なべ》に綴《と》じ蓋《ぶた》

割れた鍋にも合う蓋がある。〝どんな人にもふさわしい配偶者がいる〟というたとえ。

□に身体の言葉を入れてください。

①良薬は□に苦し

②□隠して□隠さず

③壁に□あり障子に□あり

④□に□はかえられぬ

⑤□は口ほどに物を言う

⑥屁《ひ》を放って□窄《すぼ》める

⑦□で茶を沸かす

⑧物言えば□寒し秋の風

①
良薬《りょうやく》は口《くち》に苦《にが》し

よく効く薬は苦くて飲みにくい。〝忠言は耳に痛いが身になるものだ〟というたとえ。

②
頭《あたま》隠《かく》して尻《しり》隠《かく》さず

〝悪事の一部を隠して全部を隠したつもりでいる〟ことを嘲《あざけ》って言う言葉。

③
壁《かべ》に耳《みみ》あり障子《しょうじ》に目《め》あり

壁に耳、障子に目がついているかのごとく、〝密談は漏《も》れやすいものだ〟というたとえ。

④
背《せ》に腹《はら》はかえられぬ

背中を守るために大事な腹を犠牲にはできない。〝大事のためには小さな犠牲は仕方ない〟こと。

⑤
目《め》は口《くち》ほどに物《もの》を言《い》う

〝口で説明するのと同じくらい目は相手に気持ちを伝えることができる〟という意味。

⑥
屁《へ》を放《ひ》って尻《しり》窄《すぼ》める

屁をしてしまってからあわてて尻を縮めるように、〝失敗してからあわてて取り繕《つくろ》う〟こと。

⑦
臍《へそ》で茶《ちゃ》を沸《わ》かす

〝おかしい、またはばかばかしくてたまらない〟ことのたとえ。「臍が笑う」などの言い方も。

⑧
物言《ものい》えば唇《くちびる》寒《さむ》し秋《あき》の風《かぜ》

芭蕉《ばしょう》の句。人をけなしたり自慢話のあとは気分がよくない。〝余計なことを言うと災いを招く〟。

□に漢数字を入れてください。

①人の噂も□□□日

②一寸の虫にも□分の魂

③□足の草鞋を履く

④起きて半畳 寝て□畳

⑤仏の顔も□度

⑥三つ子の魂□まで

⑦無くて□癖

⑧一事が□事

① 人《ひと》の噂《うわさ》も七十五日《しちじゅうごにち》

〝世間の噂は長くは続かないものだ〟という意味。「七十五」は一つの季節だという説もある。

② 一寸《いっすん》の虫《むし》にも五分《ごぶ》の魂《たましい》

〝どんな小さい者も相応の意地がある、侮《あなど》ってはいけない〟。一寸は約三センチ、五分はその半分。

③ 二足《にそく》の草鞋《わらじ》を履《は》く

〝一人で二つの職業を持つ〟こと。江戸時代に博打《ばくち》うちが捕吏《ほり》を兼ねることを言った言葉。

④ 起《お》きて半畳《はんじょう》寝《ね》て一畳《いちじょう》

人の起居に必要な広さはせいぜいその程度。〝必要以上に贅沢《ぜいたく》を望んではいけない〟という意味。

⑤ 仏《ほとけ》の顔《かお》も三度《さんど》

〝どんなに温厚な人でも何度もひどいことをされればしまいには怒り出す〟というたとえ。

⑥ 三《み》つ子《ご》の魂《たましい》百《ひゃく》まで

〝幼い頃の性格は年をとっても変わらない〟こと。「三つ子」は〝三歳の子ども〟という意味。

⑦ 無《な》くて七癖《ななくせ》

〝多かれ少なかれ人には癖がある〟こと。「有《あ》って四十八癖《しじゅうはっくせ》」と続く。癖、どのくらいあります？

⑧ 一事《いちじ》が万事《ばんじ》

〝一つの事を見れば他の事はだいたい推測できたり、同じ調子になる〟ということ。

◎ □に季節・時期・天候を表す言葉を入れてください。

①
□の日は釣瓶《つるべ》落とし

②
暑さ寒さも□□まで

③
飛んで火に入る□の虫

④
盆と□□が一緒に来たよう

⑤
□降って地固まる

⑥
明日は明日の□が吹く

⑦
□の前の静けさ

⑧
□□は馬の背を分ける

①
秋《あき》の日《ひ》は釣瓶《つるべ》落《お》とし

「釣瓶」は井戸から水を汲む桶。釣瓶が井戸に落ちるように〝秋の日は急速に暮れる〟こと。

②
暑《あつ》さ寒《さむ》さも彼岸《ひがん》まで

〝夏の暑さも冬の寒さも、秋・春のお彼岸の頃には和《やわ》らぐものだ〟という意味。

③
飛《と》んで火《ひ》に入《い》る夏《なつ》の虫《むし》

夏、灯火に集まり自ら飛び込んで焼け死ぬ虫のように、〝自ら進んで災いに身を投じる〟たとえ。

④
盆《ぼん》と正月《しょうがつ》が一緒《いっしょ》に来《き》たよう

〝とても忙しい〟〝嬉しいことが重なった〟の意味。お盆も正月も忙しく、楽しいことも多いですね。

⑤
雨《あめ》降《ふ》って地固《じかた》まる

雨後は地面が締まって固くなる。〝困難や揉《も》め事のあとはかえって物事がうまく進む〟の意味。

⑥
明日《あした》は明日《あした》の風《かぜ》が吹《ふ》く

明日は今日とは違う風が吹く。〝明日のことをくよくよ心配しても仕方ない、なるようになる〟。

⑦
嵐《あらし》の前《まえ》の静《しず》けさ

暴風雨の前に一瞬、風雨が収まることから、〝異変が起こる前の一時の不気味な静けさ〟のこと。

⑧
夕立《ゆうだち》は馬《うま》の背《せ》を分《わ》ける

馬の背中の片側だけ夕立が降るという意味で、〝夕立は降るエリアが狭い〟ことのたとえ。

◎――□に人名・地名を入れてください。

①　□□にも筆の誤り

②　□□に説法

③　□□の立ち往生

④　□□三遷の教え

⑤　火事と喧嘩《けんか》は□□の華

⑥　京の着倒れ□□の食い倒れ

⑦　全ての道は□□□に通ず

⑧　江戸の敵を□□で討つ

① **弘法《こうぼう》にも筆《ふで》の誤《あやま》り**

弘法大師（空海）のような書の名人でも書き損じはする。〝どんな名人にも失敗はある〟の意味。

② **釈迦《しゃか》に説法《せっぽう》**

釈迦に仏法を説くように、〝知り尽くしている人に物事を教えるのは愚かなことだ〟の意味。

③ **弁慶《べんけい》の立《た》ち往生《おうじょう》**

〝進退きわまること〟のたとえ。衣川《ころもがわ》の合戦で弁慶が立ったまま死んだという故事から。

④ **孟母《もうぼ》三遷《さんせん》の教《おし》え**

「孟母」は孟子の母。教育のために三回も引っ越したことから、〝子の教育には環境が大切だ〟。

⑤ **火事《かじ》と喧嘩《けんか》は江戸《えど》の華《はな》**

どちらも江戸の名物。木造家屋が密集して火事が多く、江戸っ子は短気で喧嘩っ早かった。

⑥ **京《きょう》の着倒《きだお》れ大阪《おおさか》の食《く》い倒《だお》れ**

京都の人は衣装道楽、大阪の人は食道楽で財産をなくしてしまう、土地の気風を言った言葉。

⑦ **全ての道《みち》はローマに通《つう》ず**

ローマ帝国全盛期、道は全てローマに通じていた。〝真理は一つ、万事に適用される〟の意味。

⑧ **江戸《えど》の敵《かたき》を長崎《ながさき》で討《う》つ**

〝意外な場所や筋違いなことで、昔の恨《うら》みの仕返しをする〟ことのたとえ。

◎――二か所の□に対になる言葉を入れてください。

①
聞くは□□の恥、
聞かぬは□□の恥

②
後は□となれ□となれ

③
□人旅の□人乞食

④
□に短し□に長し

⑤
□口となるも
□後となるなかれ

⑥
父の恩は□よりも高く、
母の恩は□よりも深し

⑦
□には乗ってみよ、
□には添うてみよ

⑧
□男に□女

①
聞《き》くは一時《いっとき》の恥《はじ》、聞《き》かぬは一生《いっしょう》(末代《まつだい》)の恥《はじ》

〝知らない事を聞くのはその時は恥ずかしいが、聞かなければ生涯知らずにもっと恥ずかしい〟。

②
後《あと》は野《の》となれ山《やま》となれ

〝当面の目先のことが済んでしまえば、あとはどうなっても構わない〟ということ。

③
三人旅《さんにんたび》の一人《ひとり》乞食《こじき》

〝三人集まって何かしようとすると一人が仲間はずれになりがち、または損をする〟という意味。

④
帯《おび》に短《みじか》し襷《たすき》に長《なが》し

帯にするには短すぎ、襷には長すぎる。〝中途半端で役に立たない〟ことのたとえ。

⑤
鶏口《けいこう》となるも牛後《ぎゅうご》となるなかれ

〝小さな集団でトップになったほうが、大きな集団で使われるよりもいい〟というたとえ。

⑥
父《ちち》の恩《おん》は山《やま》よりも高《たか》く、母《はは》の恩《おん》は海《うみ》よりも深《ふか》し

〝親の恩は大きくて深い〟ことのたとえ。

⑦
馬《うま》には乗《の》ってみよ、人《ひと》には添《そ》うてみよ

いい馬かは乗って初めて、人柄は連れ添って初めてわかる。〝何事も自分で確かめよ〟の意味。

⑧
東男《あずまおとこ》に京女《きょうおんな》

男女の取り合わせは、〝逞《たくま》しく粋《いき》な江戸の男と、美しく情のある京都の女がいい〟ということ。

第2章

漢字の奥深さを知る【四字熟語】全256問

◎この章の□に文字を入れる問題は、漢字で答えられなくても正解とします。

◎問題に挑戦したあと、脳トレになる各四字熟語の文章づくりにもトライしてみてください。

◉**自己採点しましょう**

▷200問正解 …… ★★★【大変よくできました】
▷150問正解 …… ★★☆【よくできました】
▷100問正解 …… ★☆☆【もう少し頑張りましょう】

◎——新聞やテレビでよく使われる四字熟語。読めますか?《小手調べ》

① 曖昧模糊	⑤ 紆余曲折	⑨ 外柔内剛	⑬ 苦心惨憺
② 悪逆非道	⑥ 栄枯盛衰	⑩ 我田引水	⑭ 権謀術数
③ 遺憾千万	⑦ 大盤振舞	⑪ 奇想天外	⑮ 空前絶後
④ 異口同音	⑧ 温故知新	⑫ 疑心暗鬼	⑯ 軽妙洒脱

①あいまいもこ
はっきりせず、ぼんやりしているさま。あやふやなさま。

②あくぎゃくひどう
人としての道を外した邪《よこしま》な行ない。

③いかんせんばん
残念で不本意なこと。物事がままならず心残りなこと。

④いくどうおん
多くの人が、みな口を揃《そろ》えて同じことを言うこと。

⑤うよきょくせつ
物事が順調に運ばないで、こみいった経過をたどること。

⑥えいこせいすい
栄えたり衰えたりを繰り返す人の世のはかなさを言う。

⑦おおばんぶるまい
盛大にごちそうしたり、気前よく物を与えたりすること。

⑧おんこちしん
過去の事実を研究し、そこから新しい知識や見解をひらくこと。

⑨がいじゅうないごう
外見は優しそうだが、実は意志が強くしっかりしていること。

⑩がでんいんすい
他人のことを考えず、自分に都合がいいように言動すること。

⑪きそうてんがい
普通では思いもよらない奇抜なこと。また、そのさま。

⑫ぎしんあんき
何でもないことまでも疑わしく感じ恐ろしく思うこと。

⑬くしんさんたん
心をくだいて非常な苦労を重ね、工夫をこらすこと。

⑭けんぼうじゅっすう
巧みに人をあざむく策略＝たくらみ、はかりごとのこと。

⑮くうぜんぜつご
今までに例がなく、これからもあり得ないようなこと。

⑯けいみょうしゃだつ
会話や文章などが軽やかで洗練されていること。

新聞やテレビでよく使われる四字熟語。読めますか?・《少しレベルアップ!》

①厚顔無恥

②綱紀粛正

③公序良俗

④才色兼備

⑤思案投首

⑥舌先三寸

⑦主客転倒

⑧酒池肉林

⑨杓子定規

⑩諸行無常

⑪千客万来

⑫贅沢三昧

⑬清廉潔白

⑭切磋琢磨

⑮率先垂範

⑯大器晩成

①こうがんむち
他人の迷惑などかまわず、厚かましく、恥知らずなさま。

②こうきしゅくせい
規律を正し、政治の不正をのぞくこと。

③こうじょりょうぞく
公の秩序と善良な風俗。社会的な妥当性が認められる道徳観。

④さいしょくけんび
優れた才能と美しい容姿の両方を持っていること。

⑤しあんなげくび
名案が浮かばず、困りきって首を傾けていること。

⑥したさきさんずん
口先だけでうまく相手をあしらうこと。また、その言葉。

⑦しゅかくてんとう
主と客の力関係、物事の順序や立場などが逆転すること。

⑧しゅちにくりん
贅沢の限りを尽くした盛大な宴会。みだらな宴会のたとえ。

⑨しゃくしじょうぎ
一定の基準で全てを律しようとする融通のきかないさま。

⑩しょぎょうむじょう
この世のあらゆるものは全て移ろい行く、という意味。

⑪せんきゃくばんらい
多くの客が入れ替わりひっきりなしに来て絶え間がないこと。

⑫ぜいたくざんまい
思う存分に贅沢するさま。身分不相応の必要以上のおごり。

⑬せいれんけっぱく
心が清くて私欲がなく、後ろ暗いことの全くないさま。

⑭せっさたくま
学問をし、徳を修めるために、努力に努力を重ねること。

⑮そっせんすいはん
人の先頭に立って物事を行ない、模範を示すこと。

⑯たいきばんせい
真の大人物になる者は、大成するまでに時間がかかる。

◎——同じ文字が続く四字熟語。読めますか？《小手調べ》

① 生生流転
② 意気揚揚
③ 威風堂堂
④ 唯唯諾諾
⑤ 呵呵大笑
⑥ 子子孫孫
⑦ 侃侃諤諤
⑧ 奇奇怪怪
⑨ 戦戦恐恐
⑩ 興味津津
⑪ 喧喧囂囂
⑫ 正正堂堂
⑬ 諸説紛紛
⑭ 拳拳服膺
⑮ 旗鼓堂堂
⑯ 多士済済

①せいせいるてん
全ての物は絶えず生まれては変化し移り変わっていくこと。

②いきようよう
得意げで威勢のよい、いかにも誇らしげに振る舞うさま。

③いふうどうどう
態度や雰囲気に威厳が満ちあふれて立派なこと。

④いいだくだく
事の善し悪しにかかわらず、何事でもはいはいと従うさま。

⑤かかたいしょう
からからと大声を上げて笑うこと。

⑥ししそんそん
子どもや孫の末。末代まで。子孫の続く限りという意味。

⑦かんかんがくがく
正しいと思うことを堂々と主張したり、盛んに議論するさま。

⑧ききかいかい
常識では理解できない、非常に怪しく不思議なこと。

⑨せんせんきょうきょう
恐れて浮き足だつ様子。緊張してびくびくすること。

⑩きょうみしんしん
面白味や関心が尽きず、あとからあとから湧いてくること。

⑪けんけんごうごう
多くの人が口やかましく騒ぎ、収拾がつかないさま。

⑫せいせいどうどう
態度や手段が正しくて、威厳があり立派なこと。

⑬しょせつふんぷん
いろいろな意見が入り乱れて、まとまりがつかない様子。

⑭けんけんふくよう
人の教えや言葉などを、心に銘記して決して忘れないこと。

⑮きこどうどう
軍隊が整然として勢いや威厳のあるさま。

⑯たしさいさい
優れた人材がたくさんいること。「たしせいせい」とも。

◎――同じ文字が続く四字熟語。読めますか？《少しレベルアップ！》

① 丁丁発止

② 津津浦浦

③ 闘志満満

④ 年年歳歳

⑤ 悲喜交交

⑥ 非難囂囂

⑦ 平平凡凡

⑧ 言言句句

⑨ 野心満満

⑩ 悠悠閑閑

⑪ 粒粒辛苦

⑫ 和気藹藹

⑬ 明明白白

⑭ 余裕綽綽

⑮ 勇気凜凜

⑯ 縷縷綿綿

① **ちょうちょうはっし**
激しく議論し合うさま。刀などで音を立てて打ち合うさま。

② **つつうらうら**
全国いたるところ、またはその港や海岸。「つづうらうら」とも。

③ **とうしまんまん**
闘争心の旺盛なこと。戦おうとする意志がみなぎっていること。

④ **ねんねんさいさい**
毎年毎年。この年も明くる年も。

⑤ **ひきこもごも**
悲しみと喜びを、代わる代わる味わうこと。

⑥ **ひなんごうごう**
失敗や欠点を責めることの激しく甚《はなは》だしいこと。

⑦ **へいへいぼんぼん**
とくに優れた点や変わったところがなく、ありふれているさま。

⑧ **げんげんくく**
一語一句。一つ一つの言葉。

⑨ **やしんまんまん**
身分不相応な大きな望みが、満ちあふれていること。

⑩ **ゆうゆうかんかん**
気が長くのんびりしている様子。静かに落ち着いているさま。

⑪ **りゅうりゅうしんく**
細かな努力を積み重ねて、大変な苦労をすること。

⑫ **わきあいあい**
心が通じ合い和やかな気分が周囲に満ちあふれている様子。

⑬ **めいめいはくはく**
非常にはっきりしている、疑わしいところが全くないさま。

⑭ **よゆうしゃくしゃく**
悠然としているさま。ゆったりと落ち着きはらったさま。

⑮ **ゆうきりんりん**
危険をかえりみず、勇敢に物事に立ち向かおうとする様子。

⑯ **るるめんめん**
中身のない話が延々と繰り返されるさま。

動物の名前が入った四字熟語。読めますか?《少しレベルアップ!》

①多岐亡羊

②猪突猛進

③馬耳東風

④馬鹿正直

⑤羊頭狗肉

⑥竜頭蛇尾

⑦狐疑逡巡

⑧天高馬肥

⑨一牛鳴地

⑩水魚之交

⑪南船北馬

⑫沈魚落雁

⑬鴉雀無声

⑭鶏群一鶴

⑮犬馬之心

⑯牛頭馬頭

①たきぼうよう
学問の道が多方面に分かれ過ぎると真理を求めにくくなる。

②ちょとつもうしん
目標に対して、猪の突進のように向こう見ずに突き進むこと。

③ばじとうふう
他人の意見に耳を傾けず、聞き流すことのたとえ。

④ばかしょうじき
正直すぎて融通がきかないこと。また、そういう人。

⑤ようとうくにく
見かけや表面と、実際や実質とが一致しないことのたとえ。

⑥りゅうとうだび
初めは勢いがよいが、終わりになると振るわなくなること。

⑦こぎしゅんじゅん
狐が疑い深いように、なかなか決心せずぐずぐずしていること。

⑧てんこうばひ
爽やかで快適な秋は、馬も肥えるような収穫の季節ということ。

⑨いちぎゅうめいち
一頭の牛の鳴き声が聞こえるほどの近い距離のこと。

⑩すいぎょのまじわり
水と魚のように切っても切れない親しい関係をいう。

⑪なんせんほくば
全国を忙しく旅行すること。絶えず旅をしてせわしないこと。

⑫ちんぎょらくがん
魚や雁《がん》も恥じらって、身を隠すほどの美人。

⑬あじゃくむせい
鴉《からす》や雀などの鳴き声がない、つまり静まりかえっていること。

⑭けいぐんいっかく
多くの凡人の中に一人優れた人物が混じっているたとえ。

⑮けんばのこころ
主君に対して忠節を尽くし、恩に報いようとする心のこと。

⑯ごずめず
牛の頭をした鬼と馬の頭をした鬼、地獄の獄卒をいう。

◎——新聞やテレビでよく使われる四字熟語。□に入る文字は何でしょう？

① 物□遊山

② 末□永劫

③ □惑至極

④ 天衣□縫

⑤ 徒□空拳

⑥ 内憂□患

⑦ □進月歩

⑧ 念□三昧

⑨ 博学多□

⑩ □辞麗句

⑪ 平□低頭

⑫ 傍若無□

⑬ 無期□期

⑭ 痛□無比

⑮ 談論□発

⑯ 魑□魍魎

① **物見遊山**《ものみゆさん》
あちこちを見物して遊び歩くこと。

② **未来永劫**《みらいえいごう》
これから先、無限に長い年月にわたること。永遠。

③ **迷惑至極**《めいわくしごく》
厄介な目にあって、この上なく困ること。非常に面倒なこと。

④ **天衣無縫**《てんいむほう》
物事に技巧の跡が見えず自然で、しかも完全無欠で美しい。

⑤ **徒手空拳**《としゅくうけん》
手に何もなく、素手の状態。自分の身一つであること。

⑥ **内憂外患**《ないゆうがいかん》
国内にある心配事と外国から受ける心配事。内外の憂慮事。

⑦ **日進月歩**《にっしんげっぽ》
日に日に、絶えず進歩すること。進歩の度合いが急速なこと。

⑧ **念仏三昧**《ねんぶつざんまい》
心を静かにして、一心に仏を思い浮かべること。

⑨ **博学多才**《はくがくたさい》
知識が豊かで、多くの分野の才能に恵まれていること。

⑩ **美辞麗句**《びじれいく》
表面だけを飾った美しい言葉。聞こえはいいが真実味がない。

⑪ **平身低頭**《へいしんていとう》
ひれ伏して頭を下げ、恐れ入ること。またひたすら詫《わ》びること。

⑫ **傍若無人**《ぼうじゃくぶじん》
人のことなどまるで気にかけず、自分勝手に振る舞うこと。

⑬ **無期延期**《むきえんき》
物事の実施を、いつと定めずに先に延ばすこと。

⑭ **痛快無比**《つうかいむひ》
比べものにならないほど気持ちのよいこと。愉快になること。

⑮ **談論風発**《だんろんふうはつ》
盛んに語り論ずること。「風発」は〝盛んな勢い〟という意味。

⑯ **魑魅魍魎**《ちみもうりょう》
人に害を与える化け物の総称。私欲で悪だくみをする者。

◎――□に漢数字を入れて四字熟語を完成させてください。《小手調べ》

① □衣帯水

② □者択一

③ 四苦□苦

④ □臓六腑

⑤ □道輪廻

⑥ 三寒□温

⑦ □転八倒

⑧ □面六臂

⑨ □死一生

⑩ □人十色

⑪ □意専心

⑫ □顧之礼

⑬ □根清浄

⑭ □紘一宇

⑮ □言居士

⑯ □位一体

①
一《いち》衣《い》帯《たい》水《すい》
一筋の帯のような幅の狭い川や海。二つが近隣していること。

②
二《に》者《しゃ》択《たく》一《いつ》
二つの事柄の、どちらか一方を選ぶこと。

③
四《し》苦《く》八《はっ》苦《く》
非常に苦労すること。もと仏教の語で、あらゆる苦しみの意味。

④
五《ご》臓《ぞう》六《ろっ》腑《ぷ》
五つの内臓と六つのはらわた。体の中の全て。また、腹の中。

⑤
六《ろく》道《どう》輪《りん》廻《ね》
衆生《しゅじょう》が六道の世界で生死を繰り返して迷《めい》妄《もう》の生を続けること。

⑥
三《さん》寒《かん》四《し》温《おん》
冬に寒い日が三日ほど続き、その後四日ほどは暖かいこと。

⑦
七《しち》転《てん》八《ばっ》倒《とう》
激しい苦痛などで、ひどく苦しんで転げまわること。

⑧
八《はち》面《めん》六《ろっ》臂《ぴ》
多方面で大活躍したり、一人で何人分もの活躍をすること。

⑨
九《きゅう》死《し》一《いっ》生《しょう》
死を避けがたい危険な瀬戸際で、奇跡的に助かること。

⑩
十《じゅう》人《にん》十《と》色《いろ》
考え・好み・性質などが、人によってそれぞれ異なること。

⑪
一《いち》意《い》専《せん》心《しん》
他に心を動かされず、ひたすら一つのことに心を集中すること。

⑫
三《さん》顧《こ》之《の》礼《れい》
真心から礼儀を尽くして、優れた人材を招くこと。

⑬
六《ろっ》根《こん》清《しょう》浄《じょう》
欲や迷いを断ち切って、心身が清らかになること。

⑭
八《はっ》紘《こう》一《いち》宇《う》
全世界を一つにまとめて、一家のように和合させること。

⑮
一《いち》言《げん》居《こ》士《じ》
何事にも、必ず何かひとこと言わなければ気のすまない人。

⑯
三《さん》位《み》一《いっ》体《たい》
三つの別々のものが緊密に結びつくこと。

◎—□に漢数字を入れて四字熟語を完成させてください。《少しレベルアップ！》

① □里霧中

② □瀉千里

③ □律背反

④ □面楚歌

⑤ 七難□苦

⑥ □股膏薬

⑦ □分五裂

⑧ □方画策

⑨ □期□会

⑩ □拝九拝

⑪ □分□厘

⑫ □束三文

⑬ □十不惑

⑭ □十□折

⑮ □罰百戒

⑯ □方美人

①
五里霧中《ごりむちゅう》
物事の様子や手掛かりがなく方針や見込みが立たず困ること。

②
一瀉千里《いっしゃせんり》
流れが極めて速い形容。物事が一気に捗《はかど》ることのたとえ。

③
二律背反《にりつはいはん》
矛盾する二つの正命題と反対命題がいずれも成立すること。

④
四面楚歌《しめんそか》
周囲が全て敵や反対者で孤立して助けや味方がいないこと。

⑤
七難八苦《しちなんはっく》
七難と八苦、つまり多くの苦しみと困難が重なること。

⑥
二股膏薬《ふたまたごうやく》
そのとき次第でどちらの側にも従う。節操がないことをいう。

⑦
四分五裂《しぶんごれつ》
いくつにも分かれること。秩序をなくしばらばらになること。

⑧
八方画策《はっぽうかくさく》
あらゆる方面に働きかけて、計画の実現をはかること。

⑨
一期一会《いちごいちえ》
生涯に一回しかないと考え、そのことに専念するという意味。

⑩
三拝九拝《さんぱいきゅうはい》
何度も頭を下げること。頭を下げて敬意や謝意を表すこと。

⑪
九分九厘《くぶくりん》
ほとんど完全に近いこと。ほとんど間違いなく確実なこと。

⑫
二束三文《にそくさんもん》
売値が非常に安いこと。儲けが出ないほどの安値で売ること。

⑬
四十不惑《しじゅうふわく》
孔子が生涯を述懐した言葉。四十歳で人生に迷わなくなる。

⑭
九十九折《つづらおり》
山道などがはなはだしく曲がりくねっていること。

⑮
一罰百戒《いちばつひゃっかい》
罪を犯した一人を罰することで、他の大勢の戒めにすること。

⑯
八方美人《はっぽうびじん》
誰に対しても如才《じょさい》なく振る舞うこと。また、そのような人。

◎□に動物の漢字を入れて四字熟語を完成させてください。《小手調べ》

①一石二□

②鵜目□目

③竹□之友

④□合之衆

⑤□□之仲

⑥花□風月

⑦乱暴□藉

⑧君子□変

⑨雲中白□

⑩□視眈眈

⑪四月□鹿

⑫□□奮迅

⑬周章□狽

⑭森羅万□

⑮千軍万□

⑯君臣水□

① 一石《いっせき》二鳥《にちょう》

一つのことをして、二つの利益を得るたとえ。

② 鵜《うの》目《め》鷹《たかの》目《め》

鵜や鷹が獲物を求めるように熱心に物を探し出そうとする。

③ 竹馬《ちくば》之《の》友《とも》

幼い頃、竹馬《たけうま》に乗って、一緒に遊んだ友達の意味。幼友達。

④ 烏合《うごう》之《の》衆《しゅう》

烏《からす》の群れのように統一も規律もなく寄り集まった群衆・軍勢。

⑤ 犬猿《けんえん》之《の》仲《なか》

非常に仲が悪いことのたとえ。犬と猿が仲の悪いことから。

⑥ 花鳥風月《かちょうふうげつ》

美しい自然の風景や、それを重んじ詩歌や絵画をたしなむ風流。

⑦ 乱暴狼藉《らんぼうろうぜき》

粗野な言動をしたり、暴れまくり無法な振る舞いをすること。

⑧ 君子豹変《くんしひょうへん》

現在は主張や態度が急にがらりと変わることを言う。

⑨ 雲中白鶴《うんちゅうはっかく》

雲の中を白鶴《はくつる》が飛翔する情景。転じて高潔な人のたとえ。

⑩ 虎視《こし》眈眈《たんたん》

虎が鋭い眼で獲物を狙っているように、機会を狙うさま。

⑪ 四月馬鹿《しがつばか》

四月一日《エイプリルフール》の嘘は許される風習で、騙《だま》された馬鹿者のこと。

⑫ 獅子奮迅《ししふんじん》

獅子が奮い立ち猛進するような激しい勢い。勇猛に戦うさま。

⑬ 周章狼狽《しゅうしょうろうばい》

あわてふためくこと。うろたえ騒ぐこと。

⑭ 森羅万象《しんらばんしょう》

天地の間のあらゆる現象、宇宙に存在する一切のもの。

⑮ 千軍万馬《せんぐんばんば》

戦闘の経験が豊富な多くの兵馬。社会経験が豊富なこと。

⑯ 君臣水魚《くんしんすいぎょ》

君主と臣下が親密なことを水と魚との関係にたとえて言う語。

◎――□に同じ文字が入ります。四字熟語を完成させてください。《小手調べ》

① 青□吐□

② 以□伝□

③ 右□左□

④ 海□山□

⑤ □理□論

⑥ 得□勝□

⑦ □画□賛

⑧ 遮□無□

⑨ □真□銘

⑩ □利□欲

⑪ □労□苦

⑫ □心□意

⑬ □暴□棄

⑭ □体□命

⑮ □因□果

⑯ □衣□食

①
青息吐息《あおいきといき》
困って苦しいときなどに、弱りきって吐くため息。

②
以心伝心《いしんでんしん》
文字や言葉を使わなくても、お互いの心と心で通じ合うこと。

③
右往左往《うおうさおう》
混乱してうろたえ、右に行ったり左に行ったりすること。

④
海千山千《うみせんやません》
世間の経験を多く積み物事の裏表を知り抜いていて悪賢い。

⑤
空理空論《くうりくうろん》
現実とかけ離れた、実際の役に立たない考えや理論。

⑥
得手勝手《えてかって》
他人のことは考えず、自分に都合のよいように行動すること。

⑦
自画自賛《じがじさん》
自分で描いた画を自賛する、自分で自分のことを褒《ほ》めること。

⑧
遮二無二《しゃにむに》
他のことを考えず、ただひたすらに、がむしゃらにすること。

⑨
正真正銘《しょうしんしょうめい》
全く嘘いつわりがないこと。偽りのない本物であること。

⑩
私利私欲《しりしよく》
自分自身の利益だけを追求する身勝手な欲望。

⑪
辛労辛苦《しんろうしんく》
つらい目にあって、非常に苦労すること。

⑫
誠心誠意《せいしんせいい》
嘘いつわりなく、真《ま》心《こころ》をもって事に当たること。

⑬
自暴自棄《じぼうじき》
失望などのため投げやりな行動をして自分を駄目にすること。

⑭
絶体絶命《ぜったいぜつめい》
どうにも逃れようのない、差し迫った状態や立場にあること。

⑮
善因善果《ぜんいんぜんか》
よい行ないをしていれば、いずれよい結果に報いられる。

⑯
粗衣粗食《そいそしょく》
粗末な衣服と粗末な食事という意味で、質素な暮らしを言う。

◎ □に同じ文字が入ります。四字熟語を完成させてください。《少しレベルアップ！》

① □思□愛

② 大□高□

③ □岐□様

④ □練□管

⑤ □立□歩

⑥ 難□苦□

⑦ □信□疑

⑧ □朽□滅

⑨ □飲□食

⑩ □家□元

⑪ □為□策

⑫ □芸□才

⑬ □縄□縛

⑭ 夜□遠□

⑮ □筆□文

⑯ □日□夜

①
相思相愛《そうしそうあい》
互いに慕い合い、愛し合っていること。

②
大所高所《たいしょこうしょ》
小さな点にこだわらない、広く全体を見通す観点・視野。

③
多岐多様《たきたよう》
多方面にわたって、様々な趣きがあること。

④
手練手管《てれんてくだ》
思うままに人を操《あやつ》り騙《だま》す方法や技術のこと。

⑤
独立独歩《どくりつどっぽ》
他人に頼らず、自分の力で信ずる道を進んでいくこと。

⑥
難行苦行《なんぎょうくぎょう》
種々の苦難に耐える修行のこと。ひどく苦労をすること。

⑦
半信半疑《はんしんはんぎ》
半分は信じているが、半分は疑っている状態。

⑧
不朽不滅《ふきゅうふめつ》
滅びたり消えたりせずに、いつまでも朽ちないで残ること。

⑨
暴飲暴食《ぼういんぼうしょく》
度を過ごして酒を飲み、大食すること。

⑩
本家本元《ほんけほんもと》
本家を強調して言う語。また一般に、一番のおおもと。

⑪
無為無策《むいむさく》
何の計画や対策も立てられず、ただ手をこまねいていること。

⑫
多芸多才《たげいたさい》
いろいろな方面に、豊かな才能や技能を持っていること。

⑬
自縄自縛《じじょうじばく》
自分の言動が自分を縛って、自由に振る舞えずに苦しむこと。

⑭
夜目遠目《よめとおめ》
夜に見たり遠くから見ること。諺《ことわざ》《夜目遠目笠の内》の一部。

⑮
乱筆乱文《らんぴつらんぶん》
手紙などを丁寧でない文字、乱暴な文章で書くこと。

⑯
連日連夜《れんじつれんや》
幾日も幾夜も続けて。毎日毎夜、たえず。

◎——間違った漢字があります。どの字でしょうか？《小手調べ》

①危急存忘	⑤離行集散	⑨質実豪健	⑬雲散夢消
②容姿淡麗	⑥軽挙盲動	⑩時機尚早	⑭再気燠発
③初志貫撤	⑦巻士重来	⑪精力絶凛	⑮怪刀乱麻
④和洋設衷	⑧死中究活	⑫高結無比	⑯起死会生

① 危急存亡《ききゅうそんぼう》

危険が迫り存続か滅びるか、生きるか死ぬかの瀬戸際のこと。

② 容姿端麗《ようしたんれい》

顔立ちも体形も整っていて見た目が美しいこと。

③ 初志貫徹《しょしかんてつ》

初めに心に決めた志を最後まで貫き通すこと。

④ 和洋折衷《わようせっちゅう》

日本風と西洋風の様式を、ほどよく取り混ぜること。

⑤ 離合集散《りごうしゅうさん》

人々が集まり仲間を作ったり、また分かれたりすること。

⑥ 軽挙妄動《けいきょもうどう》

是非の分別もなく、軽はずみに何も考えずに行動すること。

⑦ 捲土重来《けんどちょうらい》

一度敗れた者が再び勢いを盛り返して巻き返すことのたとえ。

⑧ 死中求活《しちゅうきゅうかつ》

絶望的な状況にあっても、全力で活路を見出そうとすること。

⑨ 質実剛健《しつじつごうけん》

中身が充実して飾り気がなく、心身ともに強く逞《たくま》しいさま。

⑩ 時期尚早《じきしょうそう》

ある事を実行するには、まだ時が早すぎること。

⑪ 精力絶倫《せいりょくぜつりん》

心身の活動が強く優れている、精力が極めて強いさま。

⑫ 高潔無比《こうけつむひ》

比べるものがないほど気高く、清らかで汚れのないこと。

⑬ 雲散霧消《うんさんむしょう》

雲が散り霧が消えるように跡かたもなく消えてなくなること。

⑭ 才気煥発《さいきかんぱつ》

優れた才能が外にあふれ出ること。

⑮ 快刀乱麻《かいとうらんま》

こじれた物事を非常にあざやかに処理し解決すること。

⑯ 起死回生《きしかいせい》

滅びかけたり絶望的な状態のものを立ち直らせること。

間違った漢字があります。どの字でしょうか？《少しレベルアップ！》

①朝礼暮改
②意気軒高
③永遠不偏
④王制復古
⑤好機倒来
⑥責任転化
⑦惨酷非道
⑧質素賢約
⑨相伍扶助
⑩大胆攻妙
⑪直情経行
⑫天下大平
⑬百戦連磨
⑭不興和音
⑮平行感覚
⑯暮色騒然

①
朝令暮改《ちょうれいぼかい》
命令や政令などが頻繁に変更されて、一定しないこと。

②
意気軒昂《いきけんこう》
意気込みが盛んで、元気いっぱいなさま。

③
永遠不変《えいえんふへん》
いつまでも、どれだけ時間が経っても変わらないこと。

④
王政復古《おうせいふっこ》
王政から武家政治や共和制に移った後、再び王政に戻ること。

⑤
好機到来《こうきとうらい》
またとない、絶好の機会が巡ってくること。

⑥
責任転嫁《せきにんてんか》
自分が引き受けるべき任務や責務を、他になすりつけること。

⑦
残酷非道《ざんこくひどう》
むごくて人の道に背いているさま。また、そのような行ない。

⑧
質素倹約《しっそけんやく》
贅沢でなく、地味でつつましいこと。

⑨
相互扶助《そうごふじょ》
社会や組織の構成員同士が互いに助け合うこと。

⑩
大胆巧妙《だいたんこうみょう》
度胸があり、優れて上手なこと。

⑪
直情径行《ちょくじょうけいこう》
自分の思うままに行動して相手の立場を思いやらないこと。

⑫
天下泰(太)平《てんかたいへい》
世の中が平和でよく治まっていること。

⑬
百戦錬磨《ひゃくせんれんま》
多くの戦いで鍛えられること。多くの経験を積んでいること。

⑭
不協和音《ふきょうわおん》
音楽以外でも調和が乱れた状態、調和が取れていない状況。

⑮
平衡感覚《へいこうかんかく》
物事を一方に偏《かたよ》らず判断し処理する能力。

⑯
暮色蒼然《ぼしょくそうぜん》
夕暮れどきの、徐々にあたりが薄暗くなっていく様子。

◎――ちょっと手ごわい四字熟語。読めますか？・《小手調べ》

① 合縁奇縁

② 愛別離苦

③ 阿鼻叫喚

④ 右顧左眄

⑤ 有為転変

⑥ 加持祈禱

⑦ 脚下照顧

⑧ 君側之奸

⑨ 軽佻浮薄

⑩ 月下氷人

⑪ 結跏趺坐

⑫ 乾坤一擲

⑬ 傲岸不遜

⑭ 豪放磊落

⑮ 斎戒沐浴

⑯ 秋霜烈日

① **あいえんきえん**

この世の人の巡り合いは全て世の中の不思議な因縁による。

② **あいべつりく**

親愛な者と別れるつらさ。愛する人と生別・死別する苦痛。

③ **あびきょうかん**

非常な辛苦の中で号泣し、救いを求めるさま。

④ **うこさべん**

右を見たり左を見たりして決断できず、ためらい迷うこと。

⑤ **ういてんぺん**

この世の全ての現象は常に移り変わり、儚《はかな》いものである。

⑥ **かじきとう**

病気・災難などを祓《はら》うために行なう祈禱、また、その儀式。

⑦ **きゃっかしょうこ**

禅語で、足もとに気をつけよの意。日常生活の直視を促す語。

⑧ **くんそくのかん**

君主のそばにいる悪人。悪だくみを抱く側近の家来を言う。

⑨ **けいちょうふはく**

考えや行動などが軽はずみで、浮ついているさま。

⑩ **げっかひょうじん**

縁結びの神。転じて、男女の縁の仲立ちをする人。仲人。

⑪ **けっかふざ**

仏教における坐法の一つ。足の裏と足の甲を結ぶ坐法の意味。

⑫ **けんこんいってき**

運を天に任せて、のるかそるかの大勝負をすること。

⑬ **ごうがんふそん**

驕《おご》り高ぶり人を見下したり、思いあがって謙虚さのないさま。

⑭ **ごうほうらいらく**

度量が広く大胆で、小事にこだわらないこと。

⑮ **さいかいもくよく**

神仏に祈る前に飲食や行動を慎《つつし》み水を浴び心身を清めること。

⑯ **しゅうそうれつじつ**

刑罰・権威・節操などが厳しくおごそかであることのたとえ。

ちょっと手ごわい四字熟語。読めますか?《少しレベルアップ!》

① 疾風迅雷

② 春風駘蕩

③ 心願成就

④ 震天動地

⑤ 千古不易

⑥ 赤手空拳

⑦ 清濁併呑

⑧ 大喝一番

⑨ 造反有理

⑩ 咀嚼玩味

⑪ 大悪無道

⑫ 暖衣飽食

⑬ 蟄居屏息

⑭ 朝過夕改

⑮ 凍解氷釈

⑯ 蟷螂之斧

① **しっぷうじんらい**
非常に疾《はや》い風と激しい雷。行動が素早く激しいこと。

② **しゅんぷうたいとう**
春風がそよそよと快く吹くさま。また、人柄が温和なこと。

③ **しんがんじょうじゅ**
心の中で願い続けていた希望や夢が、その通りに叶うこと。

④ **しんてんどうち**
勢いや音などが、人を驚かすほどに激しく大きいさま。

⑤ **せんこふえき**
価値などが長年にわたり変化しないこと。

⑥ **せきしゅくうけん**
手に武器を持たず、助けも受けずに自力で事に当たること。

⑦ **せいだくへいどん**
心が広く、善も悪も、分け隔てなく受け入れること。

⑧ **だいかついちばん**
最初に大きな声で怒鳴りつけること。

⑨ **ぞうはんゆうり**
体制に追い詰められて逆らうには道理があるということ。

⑩ **そしゃくがんみ**
よく噛み味わう。詩文などの意味や趣などを考え味わうこと。

⑪ **たいあくむどう**
道徳にそむく、極めてひどい悪質な行ない。

⑫ **だんいほうしょく**
衣食に何の不足もない生活。贅沢な生活をすること。

⑬ **ちっきょへいそく**
家に閉じこもって外出せず、息を潜めて、謹慎《きんしん》していること。

⑭ **ちょうかせきかい**
自分の過ちをすぐ改めること。またその改め方の迅速な様子。

⑮ **とうかいひょうしゃく**
疑問や問題が、氷が解けてなくなるように解決すること。

⑯ **とうろうのおの**
自分の弱さを顧みず強敵に挑《いど》むこと。はかない抵抗のたとえ。

◎――ちょっと手ごわい四字熟語。読めますか？《よ〜く思い出して！》

①天網恢恢
②直往邁進
③南征北伐
④怒髪衝天
⑤博学篤志
⑥悲歌慷慨
⑦百花斉放
⑧不屈不絆
⑨偏狭頑固
⑩泡沫夢幻
⑪万劫末代
⑫未練未酌
⑬明鏡止水
⑭夜郎自大
⑮幽寂閑雅
⑯廉恥功名

① てんもうかいかい
天網は目が粗いようだが悪人や悪事は決して取り逃がさない。

② ちょくおうまいしん
恐れることなく、ためらわずに、まっすぐ進むこと。

③ なんせいほくばつ
多くの戦いに明け暮れて、いとまのないこと。

④ どはつしょうてん
髪の毛が逆立つほど、激しく怒るさま。

⑤ はくがくとくし
学問をする上での心構えで、広く学び、熱心に取り組むこと。

⑥ ひかこうがい
悲しげに歌い、世の乱れや自分の不運を怒り嘆くこと。

⑦ ひゃっかせいほう
全ての花が一斉に咲く。多様な芸術が一度に発展する意味。

⑧ ふくつふはん
どんな困難にあってもくじけずに、何の束縛も受けないこと。

⑨ へんきょうがんこ
心がかたよって狭く、かたくななこと。

⑩ ほうまつむげん
人生のはかないたとえ。水の泡と夢幻《ゆめまぼろし》の意味から。

⑪ まんごうまつだい
遠い先の世まで。後の世まで永遠に。

⑫ みれんみしゃく
相手の事情や気持ちをくみ取ること。

⑬ めいきょうしすい
邪念がなく、澄み切って落ち着いた心の形容。

⑭ やろうじだい
自分の力量を知らずに、いばっている者のたとえ。

⑮ ゆうじゃくかんが
もの静かで風雅な趣のあること。

⑯ れんちこうみょう
正直で恥を知る者は、手柄を立て名をあげることができる。

第3章

見たことあるのに
意外に
【読めない漢字】
全220問

◎漢字には多彩な味、魅力があります
ね。誤読しないようにしましょう。

◉自己採点しましょう

▷170問正解 …… ★★★【大変よくできました】
▷130問正解 …… ★★☆【よくできました】
▷　90問正解 …… ★☆☆【もう少し頑張りましょう】

◎——次の漢字を読めますか?《ウォーミングアップ》

①相殺
②心地
③精進
④枯渇
⑤西国
⑥酪農
⑦財布
⑧風鈴
⑨躍進
⑩奔流
⑪矛先
⑫采配
⑬偽る
⑭侮る
⑮憤る
⑯惨め

①
そうさい
互いに差し引いてゼロにすること。
《借金の相殺》

②
ここち
気持ち、気分。
《高原の心地よい風》

③
しょうじん
一生懸命はげむこと。もとは仏教の〝一心に修行する〟の意味。

④
こかつ
水や資源が枯《か》れてなくなること。
《資源の枯渇》

⑤
さいごく
九州や、四国・中国地方を指す。「せいこく」は間違いです。

⑥
らくのう
牛や羊などを飼って乳や乳製品を生産する農業。

⑦
さいふ
お金＝財産を入れる袋。布より革製の愛用者が多いかも。

⑧
ふうりん
夏にこの音が聞こえると、少し涼し気な気分になります。

⑨
やくしん
急速に進歩すること。「躍」は〝おどる〟の意味です。

⑩
ほんりゅう
勢いが激しい流れ。〝主流〟という意味なら「本流」です。

⑪
ほこさき
矛《ほこ》の先端ということから、〝議論の攻撃対象〟を言います。

⑫
さいはい
指図、指揮の意味。もとは大将が持つ房《ふさ》がついた木の道具。

⑬
いつわる
嘘を言うこと。
《偽りを言ってはいけません》

⑭
あなどる
相手の力を軽く見ること。
《敵の力は侮り難《がた》い》

⑮
いきどおる
不正などを非難して怒ること。
《政治の腐敗に憤る》

⑯
みじめ
あわれで見るにしのびないこと。

◎――次の漢字を読めますか？《小手調べ》

① 大店

② 古刹

③ 歪曲

④ 外套

⑤ 声色

⑥ 雅

⑦ 薬缶

⑧ 煉瓦

⑨ 雑魚

⑩ 白粉

⑪ 琥珀

⑫ 莫大

⑬ 絡む

⑭ 瞬く

⑮ 鬱陶しい

⑯ 手繰る

① **おおだな**
文字通り、大きなお店のこと。

② **こさつ**
「刹」は〝お寺〟の意味で、由緒ある古いお寺のこと。

③ **わいきょく**
事実を歪《ゆが》めて曲《ま》げること。

④ **がいとう**
防寒用の、いわゆるオーバー、コートの古い言い方です。

⑤ **こわいろ**
声の響き。また有名人の声を真《ま》似《ね》すること。《声色をつかう》

⑥ **みやび**
上品でまさに優雅なことです。

⑦ **やかん**
今は湯《ゆ》沸《わ》かし道具ですが、もとは薬を煮るのに使ったとか。

⑧ **れんが**
「レンガ」と書くことも多いですが中国語が日本語化した語。

⑨ **ざこ**
いろいろな種類の小魚、また取るに足りないような者のこと。

⑩ **おしろい**
化粧用のまさに「白い粉」。水白粉や練白粉もあります。

⑪ **こはく**
大昔の木の樹脂の化石。虫が混入したものもあります。

⑫ **ばくだい**
とても大きいこと。「これより大なるは莫《な》し」が語源。

⑬ **からむ**
「絡」の字の形は、糸がからまるという意味を表しています。

⑭ **またたく**
《瞬《またた》く間《ま》》
「瞬ぐ」と書くと〝まじろぐ〟と読みます。

⑮ **うっとうしい**
気分が晴れない、煩《わずら》わしいこと。「うっとおしい」は×です。

⑯ **たぐる**
手で繰《く》る＝引き寄せること。
《網を手繰り寄せる》

◎――次の漢字を読めますか?《まだ読めるかな》

① 舌鋒

② 緞帳

③ 狡猾

④ 狼狽

⑤ 躊躇

⑥ 紺碧

⑦ 猪口

⑧ 囮

⑨ 山車

⑩ 綺羅星

⑪ 招聘

⑫ 懺悔

⑬ 憚る

⑭ 跨ぐ

⑮ 弄ぶ

⑯ 眩い

① **ぜっぽう**

議論や弁舌などが、鋒《ほこさき》のように鋭いこと。

② **どんちょう**

舞台の幕。立派な刺《し》繍《しゅう》や絵が施されたものが多いですね。

③ **こうかつ**

悪賢《わるがしこ》くて狡《ずる》いこと。「猾」は〝悪賢い〟という意味です。

④ **ろうばい**

あわてふためくこと。「狼」も「狽」も想像上のオオカミです。

⑤ **ちゅうちょ**

迷って決心がつかないこと。「躊」も「躇」も〝ためらう〟の意味。

⑥ **こんぺき**

黒みがかった濃い青色。

《紺碧の空》

⑦ **ちょこ**

「ちょく」とも読む。日本酒はこれで飲みたいですね。

⑧ **おとり**

騙《だま》して誘い出すのに使う。囲い(口)に偽《にせ》物《もの》(化)を入れた文字。

⑨ **だし**

祭りなどで引いて歩く屋台。京都・祇園《ぎおん》祭の山鉾《やまほこ》が有名です。

⑩ **きらぼし**

夜空の無数の星。「綺《き》羅《ら》(美しい服)、星の如《こと》く」の誤用が語源。

⑪ **しょうへい**

礼を尽くして招くこと。「聘」にも〝招く〟の意味があります。

⑫ **ざんげ**

罪を告白すること。仏教では「さんげ」と言います。

⑬ **はばかる**

遠慮すること。誤用から〝幅を利かせる〟の意味でも使われる。

⑭ **またぐ**

足や橋などで〝越える〟の意味。線路を跨ぐ橋は「跨線橋《こせんきょう》」。

⑮ **もてあそぶ**

〝持て遊ぶ〟こと。「弄」は〝いじ(る)〟とも読みます。

⑯ **まばゆい**

〝まぶしい〟と読む場合は、送り仮名が「眩しい」です。

◎──次の漢字を読めますか?《少しレベルアップ!》

① 朴訥

② 粗忽

③ 狡猾

④ 素面

⑤ 縮緬

⑥ 余所

⑦ 五月蠅い

⑧ 忸怩

⑨ 氷柱

⑩ 老舗

⑪ 澱

⑫ 螺旋

⑬ 呻く

⑭ 聳える

⑮ 冴える

⑯ 諳んずる

① ぼくとつ

飾り気なく無口なこと。「朴」は〝素直〟、「訥」は〝口下手〟の意。

② そこつ

軽はずみでそそっかしいこと。
《粗忽者》

③ こうかい

81ページ③と同じ意味。「獪」も〝悪賢い〟という意味です。

④ しらふ

お酒を飲んでいない状態。「素」は〝白い〟の意味があります。

⑤ ちりめん

生地に凹凸《おうとつ》がある絹織物。水戸の黄門様の世を忍ぶ家業です。

⑥ よそ

他の場所。「他所」とも書きます。

⑦ うるさい

本来は「煩《うるさ》い」。五月の蠅はしつこいのでこう書きます。

⑧ じくじ

自分の行ないを自分で恥ずかしく思うこと。《忸怩たる思い》

⑨ つらら

文字通り、軒《のき》から落ちる水が凍ってできる柱状の氷のこと。

⑩ しにせ

古くから何代も続く信用や格式がある店舗。「ろうほ」とも。

⑪ おり

液体の底に沈んだ滓《かす》。《澱が溜まったビンテージワイン》

⑫ らせん

渦巻き形。「螺」は巻き貝、「旋」は〝ぐるぐる回る〟の意味。

⑬ うめく

「呻」の字は〝唸《うな》る〟という意味。苦痛で唸り声をあげること。

⑭ そびえる

高くそそり立つこと。
《目前に聳え立つ山》

⑮ さえる

「冴」は「冱《ご》」の誤記から生まれた漢字です。

⑯ そらんずる

暗誦《あんしょう》すること。
《教科書を諳んずる》

次の漢字を読めますか？《よ〜く思い出して！》

① 傀儡
② 杜撰
③ 長閑
④ 綺麗
⑤ 蘊蓄
⑥ 潑剌
⑦ 刹那
⑧ 逼迫
⑨ 干支
⑩ 嘴
⑪ 箒
⑫ 叢
⑬ 戒め
⑭ 暫し
⑮ 佇む
⑯ 窄む

①
かいらい
他人の思うままに操《あやつ》られる人。《傀儡政権》。「くぐつ」とも読む。

②
ずさん
いい加減なこと。杜《と》黙《もく》の詩が規則違反だった故事から。

③
のどか
静かで穏やかな様子。まさに〝長く閑《しず》か〟な状態ですね。

④
きれい
「綺」は〝美しい綾《あや》絹《ぎぬ》〟、「麗」は〝麗《うるわ》しい〟という意味です。

⑤
うんちく
学問等の深い知識のこと。「蘊」は〝積む〟という意味です。

⑥
はつらつ
生き生きと元気いいこと。もとは魚が飛び跳ねることでした。

⑦
せつな
極めて短い時間。もとは仏教で時間の最小単位を言いました。

⑧
ひっぱく
追い詰められて余裕のない状態。《事態は逼迫している》

⑨
えと
「甲午《きのえうま》」など十干《じっかん》と十二支の組み合わせ。六〇でもとに戻る。

⑩
くちばし
鳥の口先です。顎《あご》の骨が変化したものだそうです。

⑪
ほうき
掃除道具の定番。「帚《ほうき》」と書くこともあります。

⑫
くさむら
「草叢《くさむら》」と書くことも。「叢」は〝むらがる〟という意味です。

⑬
いましめ
「戒」は〝警戒する〟。「誡め」「警め」「縛め」と書くことも。

⑭
しばし
少しの間。《暫しお待ちください》

⑮
たたずむ
しばらく立ち止まること、立って存在するもの。「佇《たたず》む」とも。

⑯
すぼむ
縮んで小さく、先が細くなること。「窄」は〝せまい〟の意味。

食べ物の名前です。読めますか？

①素麺
②饂飩
③蕎麦
④心太
⑤胡椒
⑥胡桃
⑦木耳
⑧紫蘇
⑨西瓜
⑩玉蜀黍
⑪莢豌豆
⑫杏子
⑬炒飯
⑭叉焼
⑮榨菜
⑯酒盗

① そうめん
暑い季節に美味。一般に「冷麦《ひやむぎ》」より細いものを言います。

② うどん
こちらは太めの小麦粉の麺。地域によって種類も様々です。

③ そば
蕎麦粉の挽《ひ》き方により、更科《さらしな》から田舎《いなか》蕎麦までこちらも多種。

④ ところてん
天草《てんぐさ》という海藻から作られる夏の風物詩。

⑤ こしょう
インド原産の香辛料。「胡」＝西の、「椒」＝香辛料という意味。

⑥ くるみ
こちらも西方《さいほう》伝来で、桃の種に似ていたのが漢字の由来です。

⑦ きくらげ
中華料理で美味しいキノコの一種。木の耳のような姿です。

⑧ しそ
この紫の葉で食中毒から蘇《よみがえ》ったという伝説が中国にあるとか。

⑨ すいか
西から中国に来たのでこの漢字。日本では「水《すい》瓜《か》」とも。

⑩ とうもろこし
「舶来《はくらい》の蜀黍《もろこし》（イネ科の食品原料）」というのが言葉の由来。

⑪ さやえんどう
莢《さや》ごと食べる豌豆《えんどう》のこと。種を食べる豌豆がグリンピース。

⑫ あんず
アプリコット。黄色い果実はジャムや洋菓子でも人気です。

⑬ チャーハン
ご飯を炒《い》めた、中華料理の定番です。

⑭ チャーシュー
もともと〝串で刺して焼いた〟肉という意味でした。

⑮ ザーサイ
同名の野菜の茎から作った中国の漬物。「搾菜《ザーサイ》」と書くことも。

⑯ しゅとう
魚の内臓の塩辛。酒飲みが盗んでも食べたいことから。

植物の名前です。読めますか？

① 紫陽花	② 薔薇	③ 金木犀	④ 梔子
⑤ 紅葉	⑥ 瓢箪	⑦ 鈴蘭	⑧ 蔦
⑨ 山茶花	⑩ 百日紅	⑪ 菖蒲	⑫ 藺草
⑬ 向日葵	⑭ 蒲公英	⑮ 薄	⑯ 羊歯

①
あじさい
じめじめした梅雨も、この花が気晴らしになります。

②
ばら
難字の定番。花は美しいですが、枝には棘《とげ》があります。

③
きんもくせい
暑さもゆるむ秋口に独特の香りのオレンジの花を咲かせます。

④
くちなし
梅雨の終わりに咲く白くて甘い香りの花。

⑤
もみじ
おもにこの葉が秋に紅《あか》く色づくのを「紅《こう》葉《よう》」と言います。

⑥
ひょうたん
ユニークな形で、昔は酒や水を入れる容器になりました。

⑦
すずらん
初夏に可憐な白い花を鈴のように咲かせる高原の花。

⑧
つた
この木に覆われた建物は、しばしば施設のシンボルに。

⑨
さざんか
童謡「たきび」で有名な冬の花。四国や九州で見られます。

⑩
さるすべり
樹皮はつるつる、紅い花が長く咲き続けるためこの名称が。

⑪
しょうぶ
端午《たんご》の節句（五月五日）にお風呂に入れると邪気を払うとか。

⑫
いぐさ
新しい畳は、この匂いが気持ちいいものです。

⑬
ひまわり
大輪の黄色い花は、いかにも夏のシンボルですね。

⑭
たんぽぽ
同じ黄色でも可憐な春の花。漢字は漢方の薬名が由来です。

⑮
すすき
「芒《すすき》」と書くことも。風に白い穂がなびくとすっかり秋です。

⑯
しだ
確かに葉が羊の歯と似ているような？蕨《わらび》なども仲間です。

◎——生き物の名前です。読めますか？

① 駱駝	⑤ 兎	⑨ 川蟬	⑬ 守宮
② 河馬	⑥ 鹿	⑩ 家鴨	⑭ 蜥蜴
③ 縞馬	⑦ 猪	⑪ 蝙蝠	⑮ 飛蝗
④ 驢馬	⑧ 犀	⑫ 梟	⑯ 蝸牛

① ラクダ

背中の瘤《こぶ》に脂肪を蓄え、何日も飲食せずに歩ける砂漠の動物。

② カバ

水中に棲《す》む。ギリシア語の「馬・川《ヒッポポターモス》」をそのまま漢訳した字。

③ シマウマ

目を引く縞《しま》模様《もよう》は、個体ごとに柄《がら》が違うそうです。

④ ロバ

馬に似た小型の家畜。中国や西洋では一般的に使われました。

⑤ ウサギ

「兎」の漢字は耳が長い姿から作られました。

⑥ シカ

日本の山にもいます。北海道では数が増えすぎ困っているとか。

⑦ イノシシ

豚の祖先の動物。日本の野山にも棲《す》み、食用にされます。

⑧ サイ

鼻の上の角が特徴的。陸上では象に次いで大きな動物です。

⑨ カワセミ

鮮やかなブルーの体色が美しい川辺の鳥。「翡翠《かわせみ》」とも書きます。

⑩ アヒル

真鴨《まがも》から改良された家禽《かきん》。泳ぎは上手でもあまり飛べません。

⑪ コウモリ

空飛ぶ哺乳類。蚊《か》を食べるので「蚊屠《ほふ》り」と呼ばれたのが語源。

⑫ フクロウ

人のような顔の大型の鳥。西洋では知恵の象徴とされます。

⑬ ヤモリ

古来「家の守り神」とされました。妖怪の「守宮《いもり》」のモデルです。

⑭ トカゲ

日本のものは小さいですが、世界には四《メートル》の大物も！

⑮ バッタ

「飛ぶ蝗《イナゴ》」という文字ですが、イナゴもバッタの仲間です。

⑯ カタツムリ

「かぎゅう」とも読む。牛のように角《つの》があります。

魚の名前です。読めますか？

① 鰹

② 鰺

③ 鯖

④ 鯉

⑤ 鰻

⑥ 鮭

⑦ 鱒

⑧ 鰊

⑨ 山女

⑩ 小鰭

⑪ 笠子

⑫ 秋刀魚

⑬ 介党鱈

⑭ 赤魚鯛

⑮ 鮟鱇

⑯ 梶木

①**カツオ**
古くからの食材・鰹節が堅《かた》いことからこの名がついたとか。

②**アジ**
美味だから「アジ」と呼ばれる、食卓でお馴《な》染《じ》みの魚です。

③**サバ**
いわゆる青魚の代表。様々な調理法で食べられています。

④**コイ**
鑑賞や食用にされる淡水魚。体長一メートルにも育つものもいるとか。

⑤**ウナギ**
土用の丑《うし》の定番でしたが、乱獲で最近は絶滅危惧種に……。

⑥**サケ**
淡紅《たんこう》色の身が美味。中国では「鮭」の字は河豚《ふぐ》のことです。

⑦**マス**
鮭と同じ種類の魚。虹鱒《ニジマス》は観光釣り場で子どもでも釣れます。

⑧**ニシン**
「春告魚《はるつげうお》」とも呼ばれます。卵を塩漬けしたのが数の子です。

⑨**ヤマメ**
渓流釣りでも人気。海に下りない桜鱒《さくらます》が成長したものです。

⑩**コハダ**
鮗《このしろ》の若魚。酢で締めて寿司種になります。

⑪**カサゴ**
口が大きな食用の魚。ひれに鋭い棘《とげ》があります。

⑫**サンマ**
秋の味覚。刀のような体型をしています。

⑬**スケトウダラ**
「助惣鱈《スケソウダラ》・介宗鱈《スケソウダラ》」とも呼ばれる。卵は鱈子《たらこ》として人気。

⑭**アコウダイ**
深い海に棲む赤色で目が大きい魚。鯛《たい》の一種ではないんです。

⑮**アンコウ**
口が大きく、不格好《ぶかっこう》だが全身が食用。吊《つ》るして捌《さば》かれます。

⑯**カジキ**
大型の肉食魚。ゲームフィッシングで人気です。

◎——海・川など水に棲む生き物です。読めますか？

①浅蜊

②栄螺

③蛤

④蜆

⑤蟹

⑥磯巾着

⑦海牛

⑧海星

⑨牡蠣

⑩蛸

⑪烏賊

⑫水母

⑬田螺

⑭亀

⑮蛙

⑯鰐

① **アサリ**
潮干狩りで採れる貝の代表です。

② **サザエ**
岩場に棲む大型の巻き貝。壺焼きでも刺身でも美味です。

③ **ハマグリ**
昔は貝殻《かいがら》を「貝合わせ」という遊びに使いました。

④ **シジミ**
汽水域に棲む黒い貝。味噌汁に入れるとよく出汁《だし》が出ます。

⑤ **カニ**
横歩きがユニーク。泡を吹くのは、陸上で鰓《えら》を湿らせるため。

⑥ **イソギンチャク**
岩に付着し、触れると巾着《きんちゃく》を絞《しぼ》ったように口をすぼめます。

⑦ **ウミウシ**
アニメキャラクターのようにカラフルな小さな海の生き物。

⑧ **ヒトデ**
海の底にいる星型の生物。英語では「星《スター》の魚《フィッシュ》」と言います。

⑨ **カキ**
生もフライも美味。栄養豊富で「海のミルク」と呼ばれます。

⑩ **タコ**
八本足のユニークな体型。高い知能を持つそうです。

⑪ **イカ**
死んだふりをして烏《からす》を捕らえるという伝説が中国にあるとか。

⑫ **クラゲ**
「海月《クラゲ》」と書くことも。体の九割以上が水分です。

⑬ **タニシ**
昔は田圃《たんぼ》にいましたが今は在来種の絶滅が心配されています。

⑭ **カメ**
万年……は生きませんが、二五〇年生きたという報告も。

⑮ **カエル**
夏の夜の田圃は鳴き声の大合唱になります。

⑯ **ワニ**
「因幡《いなば》の白兎《しろうさぎ》」に登場しますが、昔は鮫《サメ》のことを言いました。

四季が美しい日本の気象を表す言葉。読めますか？

① 十六夜

② 五月雨

③ 入梅

④ 時雨

⑤ 群雨

⑥ 驟雨

⑦ 細雪

⑧ 氷雨

⑨ 東風

⑩ 野分

⑪ 凩

⑫ 東雲

⑬ 陽炎

⑭ 蜃気楼

⑮ 靄

⑯ 時化

① いざよい

陰暦十六日の夜の月。満月の晩より少し月の出が遅くなります。

② さみだれ

「さつきあめ」と読むことも。梅雨《つゆ》の時期の長雨です。

③ にゅうばい

梅雨の季節に入ること、また梅雨そのもののことも言います。

④ しぐれ

晩秋から初冬に降ったり止んだりする通り雨。

⑤ むらさめ

「村雨」「叢雨」とも。激しく降って急に止むような俄雨《にわかあめ》。

⑥ しゅうう

こちらも俄雨のこと。「驟」は〝馬が速く走る〟という意味。

⑦ ささめゆき

細かに降る雪。谷崎潤一郎の小説の題として有名です。

⑧ ひさめ

氷の雨＝雹《ひょう》や霰《あられ》のこと。または霙《みぞれ》や冬の冷たい雨を言う。

⑨ こち

「あゆ」「とうふう」などとも読む。春に東から吹いてくる風。

⑩ のわき

二百十日《にひゃくとおか》＝九月一日頃に野の草を分けて吹く強い風。

⑪ こがらし

晩秋から初冬に吹く強く冷たい風。一般的には「木《こ》枯《が》らし」。

⑫ しののめ

明け方に東の空にたなびく雲、また東の空が白む夜明け方。

⑬ かげろう

暑さで地表の空気が炎のようにゆらゆら揺れて見える現象。

⑭ しんきろう

〝蜃（大蛤《おおはまぐり》）が気を吐いて楼閣を描いた〟という由来です。

⑮ もや

霧《きり》と同じ状態ですが、もう少し薄くて見通しがいいもの。

⑯ しけ

風雨で海が荒れた状態。反対語は「凪《なぎ》」です。

おじいさんが子どもの頃に家にあったもの。読めますか？

① 囲炉裏	⑤ 炭団	⑨ 葦簀	⑬ 卓袱台
② 竈	⑥ 湯湯婆	⑩ 提灯	⑭ 御櫃
③ 七輪	⑦ 団扇	⑪ 草履	⑮ 蚊帳
④ 炬燵	⑧ 煙管	⑫ 浴衣	⑯ 行火

①
いろり
今では古い民家でもなかなか見ないですね。

②
かまど
「かま」と読むことも。中で火を焚《た》く煮《に》炊《た》きの設備。

③
しちりん
炭が燃やせる簡易焜《こん》炉《ろ》。数人ならバーベキューもできます。

④
こたつ
今でも使われますが、昔の掘り炬燵は熱源が炭でした。

⑤
たどん
木炭の粉を丸く固めた燃料。火《ひ》鉢《ばち》などでよく使われました。

⑥
ゆたんぽ
金属や陶製の容器でお湯を入れて暖を取る。エコで人気復活。

⑦
うちわ
手動式の扇風機。最近の猛暑にはちょっと力不足かも……。

⑧
きせる
煙草《たばこ》を吸う道具。出入口が金《かね》なので鉄道の無賃乗車の意味も。

⑨
よしず
葦《あし》の茎《くき》を編んだ大型の簾《すだれ》。海の家などで今も見かけます。

⑩
ちょうちん
最近でもお祭りではカラフルな提灯が飾られますね。

⑪
ぞうり
ビーチサンダルのルーツとも言われるシンプルな履《は》き物。

⑫
ゆかた
夏祭りでは若者の浴衣姿も風流です。

⑬
ちゃぶだい
折畳《おりたたみ》式の座卓。昔はこれで部屋で食事をしたものです。

⑭
おひつ
炊いたご飯を入れておく容器。炊飯器の普及で衰退しました。

⑮
かや
蚊を防ぐため部屋に吊る網。熱帯地域ではまだまだ現役です。

⑯
あんか
炭火などを入れて手足を温める小型暖房具。最近は電気式も。

◎――時代小説やテレビの時代劇で出てきます。読めますか？

①駕籠
②印籠
③奉行
④家老
⑤雪駄
⑥裃
⑦旅籠
⑧雪隠
⑨鎧
⑩兜
⑪鏑矢
⑫篝火
⑬薙刀
⑭十手
⑮手裏剣
⑯切支丹

① **かご**

江戸時代に普及。立派な大名用から庶民用までタイプも様々。

② **いんろう**

「この紋所《もんどころ》が…」で有名。薬入れですがもとは印判入れです。

③ **ぶぎょう**

武家の職名。時代劇でよく出てくるのは江戸町奉行です。

④ **かろう**

大名の家臣のトップ。藩ごとに数名の家老がいました。

⑤ **せった**

裏に革を張った竹皮の草履《ぞうり》。千利休《せんのりきゅう》の発明とも言われます。

⑥ **かみしも**

肩が三角形の江戸時代の武家の礼服。日本だけの漢字です。

⑦ **はたご**

江戸時代の食事つきの宿屋。食事がつかないのは木賃宿《きちんやど》です。

⑧ **せっちん**

トイレのこと。もとは禅宗の用語と言われています。

⑨ **よろい**

戦《いくさ》の防具＝実用品ですが、意匠《いしょう》を凝《こ》らした美術品的なものも。

⑩ **かぶと**

鎧とセットで頭に被る防具。端午の節句に飾ります。

⑪ **かぶらや**

矢の先端に仕掛けがあり、射ると大きな音がします。

⑫ **かがりび**

夜、照明のために燃やす火。戦《いくさ》のシーンでお馴染みです。

⑬ **なぎなた**

先端が反《そ》った長柄の刀。戦国以降は女子や僧が使いました。

⑭ **じって**

罪人捕縛《ほばく》に使った道具。同心《どうしん》や目明《めあか》しのシンボルです。

⑮ **しゅりけん**

投げて使う忍者の武具の代表。様々な形状のものがあります。

⑯ **キリシタン**

キリスト教は「天主《てんしゅ》教」「耶蘇《やそ》教」などと呼ばれました。

◎――身体や反応に関する言葉。漢字と正しい読みを線で結んでください。

①

- 項・
- 喉・
- 顎・

- ・あご
- ・うなじ
- ・のど

②

- 踝・
- 脛・
- 踵・

- ・かかと
- ・くるぶし
- ・すね

③

- 眉・
- 睫・
- 瞼・

- ・まつげ
- ・まぶた
- ・まゆ

④

- 嚔・
- 鼾・
- 噦・

- ・いびき
- ・くしゃみ
- ・しゃっくり

①

項　喉　顎

あご　うなじ　のど

②

踝　脛　踵

かかと　くるぶし　すね

③

眉　睫　瞼

まつげ　まぶた　まゆ

④

噦　鼾　嚔

いびき　くしゃみ　しゃっくり

◎──道具の名前です。漢字と正しい読みを線で結んでください。

①
鑢・　・きり
鑿・　・のみ
錐・　・やすり

②
竿・　・かご
笊・　・さお
籠・　・ざる

③
斧・　・おの
鋸・　・かんな
鉋・　・のこぎり

④
鋤・　・かま
鍬・　・くわ
鎌・　・すき

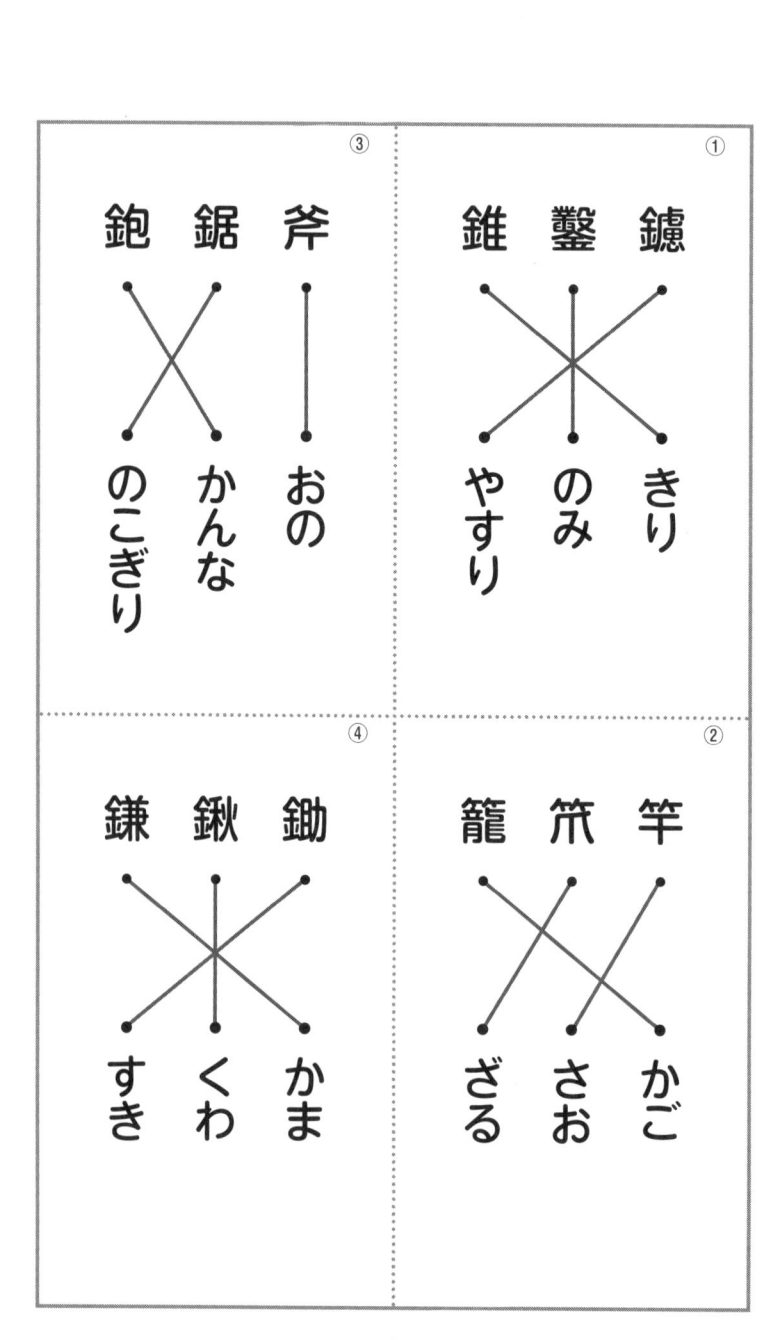

①

鑢　鑿　錐

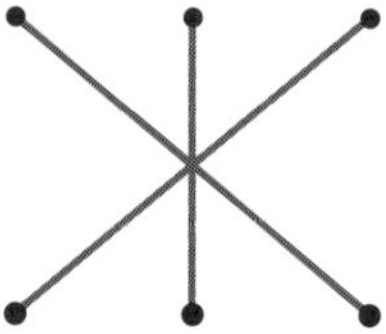

きり　のみ　やすり

②

竿　笊　籠

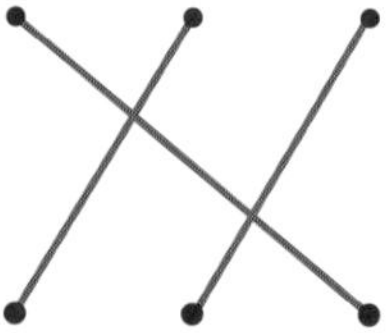

かご　さお　ざる

③

斧　鋸　鉋

おの　かんな　のこぎり

④

鋤　鍬　鎌

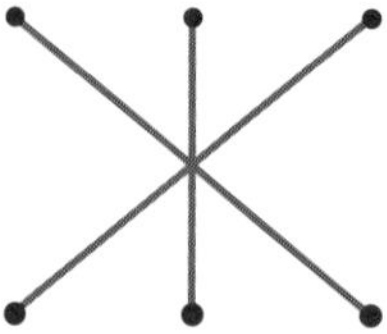

かま　くわ　すき

◎——生き物の名前です。漢字と正しい読みを線で結んでください。

①
海豚・　・イルカ
海豹・　・セイウチ
海象・　・アザラシ

②
栗鼠・　・ネズミ
鼹鼠・　・リス
鼠・　・モグラ

③
猟虎・　・ラッコ
海驢・　・アシカ
膃肭臍・　・オットセイ

④
蟷螂・　・カゲロウ
蜉蝣・　・カマキリ
螽蟖・　・キリギリス

①

海豚 — イルカ

海豹 — アザラシ

海象 — セイウチ

②

栗鼠 — リス

鼹鼠 — モグラ（土竜とも書く）

鼠 — ネズミ

③

猟虎 — ラッコ

海驢 — アシカ

膃肭臍 — オットセイ

④

蟷螂 — カマキリ

蜉蝣 — カゲロウ

螽蟖 — キリギリス

第4章

そんなに難しくないのに
なぜか
【書けない漢字】
全180問

◎読めるけど書くのはちょっと……
という人が多いそうです。これを
機会に、漢字に強くなりましょう。

◉**自己採点しましょう**

▷140問正解 …… ★★★【大変よくできました】
▷100問正解 …… ★★☆【よくできました】
▷ 70問正解 …… ★☆☆【もう少し頑張りましょう】

◎――次の言葉を漢字で書けますか？《ウォーミングアップ》

①じゃり　――道

②きいと　――の生産

③きぐらい　――が高い

④こいがたき

⑤うなばら　――を渡る

⑥ほうろう　――の旅に出る

⑦れんけい　――プレー

⑧はんもく　敵と――する

⑨こうかきょう　――の道路

⑩どんこう　――列車

⑪たづな　――を引く

⑫はなお　下駄の――

⑬あずき

⑭うちょうてん

⑮ないしょ　――話

⑯うんでい　――の差

① **砂利**

砂と小石が混ざったもの。建築材料や造園などでも不可欠。

② **生糸**

蚕《かいこ》から取った糸。世界遺産の富岡製糸場はこの糸の工場です。

③ **気位**

自分の品位を誇り目立たせようとする気持ち。

④ **恋敵**

文字通り、恋愛の競争相手＝敵のこと。

⑤ **海原**

広々とした海のこと。《はるばる大海原を渡って来た》

⑥ **放浪**

あてもなくあちこち歩きまわること。

⑦ **連係**

「連携」と書くのは組織が連絡・提携して何かを進める場合。

⑧ **反目**

対立すること。確かに対立している人とは目を反《そ》らしますね。

⑨ **高架橋**

地上の高いところに道路や線路を通すための橋。

⑩ **鈍行**

駅を通過する「急行」に対し、各駅に停車する列車。

⑪ **手綱**

馬の轡《くつわ》に結んで、馬を操縦するときに握る綱。

⑫ **鼻緒**

下駄などについている、親指をはさむ紐《ひも》のような部分。

⑬ **小豆**

あんこやお赤飯に使います。「大豆」なら〝だいず〟ですね。

⑭ **有頂天**

大喜びして周りが見えなくなる状態。もとは仏教の言葉です。

⑮ **内緒**

一部の人にしか知らせない話。《この話は内緒だよ》

⑯ **雲泥**

雲と泥ほどに、あまりにも違いが大きいことのたとえ。

◎——次の言葉のひらがな部分を漢字で書けますか?《小手調べ》

① かし
魚——で仕入れる

② あま
——さんが貝をとる

③ ほっ足《そく》
政権の——

④ 流《さす》が

⑤ 是《ぜ》せい
誤りを——

⑥ ふい聴《ちょう》

⑦ ず巾《きん》
——をかぶる

⑧ こわ面《もて》

⑨ よう赦《しゃ》
——なく叱る

⑩ ねぞう
——が悪い

⑪ しつけ
——がいい子

⑫ すいとう
金銭——帳

⑬ 目《ま》ぶか
——に帽子をかぶる

⑭ 薬をせんじる
(ヒント「䒑」)

⑮ 三十《みそ》ひともじ

⑯ よもやま話

①
河岸
とくに魚市場を指す。昔、川岸に問屋が栄えたのがルーツ。

②
海女
海にもぐり貝などを採る仕事の女性。「あまちゃん」で有名に。

③
発足
会などがスタートすること。もとは「旅立つ」の意味だった。

④
流石
晋《しん》の孫楚《そんそ》が「流れに枕し石に漱《くちすす》ぐ」と言い間違ったのが由来。

⑤
是正
誤りを正すこと。「是」も〝正しい〟という意味です。

⑥
吹聴
人に言いふらすこと。《あること無いこと吹聴して歩く》

⑦
頭巾
頭や顔に巻く布製のかぶりもの。「巾」は〝布〟という意味。

⑧
強面
恐ろしい顔や態度。「強《こわ》い」は〝強情・頑固〟などの意味。

⑨
容赦
許したり手加減すること。「赦」も〝ゆる(す)〟と読みます。

⑩
寝相
寝ているときの姿。子どもはだいたい寝相がよくないですね。

⑪
躾
礼儀作法がきちんと身についている人は美しいものです。

⑫
出納
お金や物の出し入れ。商売をするには、これが大事。

⑬
目深
帽子などを目が隠れるほど深くかぶる様子。

⑭
煎じる
煮詰めて薬やお茶などの成分を取り出すこと。

⑮
三十一文字
和歌や短歌の別称。五・七・五・七・七で三十一文字なんです。

⑯
四方山(話)
世の中の様々なこと。「四《よ》方《も》八《や》方《も》」が変化したのが語源。

◎——次の言葉のひらがな部分を漢字で書けますか？《少しレベルアップ！》

①ぞうき
——林

②松《たい》まつ

③きゃたつ

④ふ請《しん》
家を——する

⑤はだし

⑥幅《ふく》いん
道路の——

⑦かぐら
お——を囃す

⑧ひ露《ろう》
結婚——宴

⑨ほう香《こう》
——がただよう

⑩生《なり》わい

⑪梨《り》えん
——の御曹司

⑫几《き》ちょうめん

⑬懇《こん》しん
——会に出席

⑭えんとつ
工場の——

⑮くろうと

⑯とっ貫《かん》
——工事

① **雑木**
雑多に、いろいろな種類の木が混じった林。

② **松明**
脂が多い松を竹や葦《あし》などと束ねて燃やし、照明にした。

③ **脚立**
二つ折りにして立てられる梯子《はしご》。語源は中国語の「脚榻子《キャタツ》」。

④ **普請**
道や建物などの工事。もとは仏教で人々に労役を請《こ》うたこと。

⑤ **裸足**
文字通り〝足が裸〟の状態。もとは「肌足」と言いました。

⑥ **幅員**
道路などの幅。「員」は〝数〟という意味です。

⑦ **神楽**
神前で神を祭る舞楽。天岩戸《あまのいわと》の前で舞ったのが最古とか。

⑧ **披露**
広く知らせること。「披《ひら》いて（広げて）露《あら》わにする」から。

⑨ **芳香**
芳《かぐわ》しい香り＝よい香りのこと。

⑩ **生業**
生計を立てるための職業。

⑪ **梨園**
歌舞伎役者の世界。唐の玄宗《げんそう》が梨《なし》の園で舞を教えた故事から。

⑫ **几帳面**
貴族の邸にあった「几帳《きちょう》（カーテン）」が由来。

⑬ **懇親**
親しく交際すること。「懇」は〝ねんごろにする〟という意味。

⑭ **煙突**
煙を出すための装置。用途によって高さもいろいろです。

⑮ **玄人**
あることに詳しい人や、専門家。反対語は「素人《しろうと》」。

⑯ **突貫**
休まず急いで仕事を完成させること。

◎――次の言葉のひらがな部分を漢字で書けますか？《よ～く思い出して！》

①
くし
焼き鳥の――

②
はし
――の正しい持ち方
（ヒント「⺮」）

③
楊《よう》じ
つま――

④
障《しょう》じ
――を張り替えた

⑤
よせ
――で落語を聞く

⑥
竹《し》ない
剣道の――

⑦
はつもうで

⑧
しっ宝《ぽう》やき

⑨
銀《い》ちょう
――の実

⑩
がんぐ
――で遊ぶ

⑪
ゆうぜい
選挙――

⑫
しゃ沸《ふつ》
――消毒

⑬
意《い》くじ
――がない

⑭
げし
――は陽が長い

⑮
案《か》かし
田んぼの――

⑯
境《けい》だい
神社の――

①
串
字の形も焼き鳥そのまま？　いや、刺しているのは貝だとか。

②
箸
毎日使っていても漢字は意外に忘れがちかも。

③
楊枝
一般には白樺《しらかば》の木ですが、黒文字《くろもじ》という木で作るちょっと高級品も。

④
障子
最近の家ではあまり見かけなくなってしまいました……。

⑤
寄席
落語、講談、漫才など大衆芸能の興行場。「寄《よ》せ席《せき》」の略語です。

⑥
竹刀
文字通り、稽古用の竹製の刀の代用品。

⑦
初詣
お正月に初めて神社やお寺へ参詣すること。新年の恒例行事。

⑧
七宝焼
金属製の台にガラス質の釉《うわぐすり》をぬって焼いた美しい工芸品。

⑨
銀杏
「ぎんなん」とも読む。実がなるのは雌《めす》の木だけです。

⑩
玩具
おもちゃ。「玩」には〝もてあそぶ〟という意味があります。

⑪
遊説
あちこち演説してまわること。遊んでいるのではありません。

⑫
煮沸
水などを煮て沸騰《ふっとう》させること。

⑬
意気地
「意地」と「元気・気力」を合わせたような意味ですね。

⑭
夏至
一年で一番、昼間の時間が長い日。毎年六月二一日頃です。

⑮
案山子
田畑に立てる鳥獣よけの人形。漢字表記は中国由来だとか。

⑯
境内
神社や寺院の境界内のこと。昔は一種の治外法権でした。

◎——□に漢数字を入れて言葉を完成させてください。

① □□番
（得意なこと）

② □秋楽
（最終日）

③ □□屋
（野菜や果物を買う…）

④ □枚舌
（うそをつくこと）

⑤ □行半
（昔の離縁状）

⑥ □張羅
（服を持っていなくて…）

⑦ □貨店
（「デパート」ですね）

⑧ □□時中
（「二六時中」とも）

⑨ □月晴れ
（もうすぐ梅雨《つゆ》です）

⑩ □夕
（短冊にお願いを…）

⑪ □能薬
（どんな病気も大丈夫）

⑫ 尺□
（昔の日本の縦笛）

⑬ □重桜
（ソメイヨシノだけでない）

⑭ □阿
（「東屋」とも）

⑮ □□□縄
（神社には必ずある…）

⑯ □□日
（「晦日」とも）

① 十八番《おはこ》

「歌舞伎十八番《じゅうはちばん》」の台本を箱に入れて保管したからだそう。

② 千秋楽《せんしゅうらく》

相撲や芝居などで使う。もとは雅楽で最後に演奏した曲名。

③ 八百屋《やおや》

「八百《やお》」は数が多いことの代名詞だが八百屋は当て字らしい。

④ 二枚舌《にまいじた》

矛盾したことや嘘を言うこと。舌が二枚あるようなものです。

⑤ 三行半《みくだりはん》

江戸時代は離縁状は、妻への三行半の書式で書いていました。

⑥ 一張羅《いっちょうら》

一着きりの上等な服。もと「一挺蠟《いっちょうら》」と書き、一本だけの蠟燭《ろうそく》の意。

⑦ 百貨店《ひゃっかてん》

「百」も〝たくさん〟を表し、何でもあるデパートのこと。

⑧ 四六時中《しろくじちゅう》

「4×6=24」から、一日中、いつでも。語源は「二六時中」。

⑨ 五月《さつき》晴《ば》れ

梅雨前の晴天のことだが、本来は梅雨時の晴れ間を言った。

⑩ 七夕《たなばた》

旧暦七月七日に織女《しょくじょ》星と牽牛《けんぎゅう》星をまつる行事がルーツ。

⑪ 万能薬《ばんのうやく》

万の病=どんな病気にも効く薬。

⑫ 尺八《しゃくはち》

長さが一尺八寸（約五五センチ）だったことからこう呼ばれる。

⑬ 八重桜《やえざくら》

花びらが重なる八重咲きの桜。お花見の桜よりあとに咲く。

⑭ 四阿《あずまや》

庭園などの、屋根だけで壁のない休憩所のような小さな建物。

⑮ 七五三縄《しめなわ》

神前や神棚を飾る縄。「注連縄」「標縄」などと書くことも。

⑯ 三十日《みそか》

月の最終日。旧暦では一か月は最大で三〇日まででした。

□に同じ漢字を入れてください。《小学一年生で習う漢字》

①
相□ 切□
□首 □前

②
名□ 品□
□薬 □安

③
雑□ 和□
□楽 □量

④
閉□ 人□
□先 □調

⑤
大□ 博□
□生 □業

⑥
意□ 下□
□解 □聞

⑦
万□ 念□
□士 □作

⑧
純□ 預□
□庫 □銀

⑨
貨□ 汽□
□庫 □輪

①

相《あいて》　切《きって》

手

前《てまえ》　首《てくび》

②

名《めいもく》　品《ひんもく》

目

安《めやす》　薬《めぐすり》

③

雑《ざつおん》　和《わおん》

音

量《おんりょう》　楽《おんがく》

④

閉《へいこう》　人《じんこう》

口

調《くちょう》　先《くちさき》

⑤

大《だいがく》　博《はくがく》

学

業《がくぎょう》　生《がくせい》

⑥

意《いけん》　下《したみ》

見

聞《けんぶん》　解《けんかい》

⑦

万《まんりき》　念《ねんりき》

力

作《りきさく》　士《りきし》

⑧

純《じゅんきん》　預《よきん》

金

銀《きんぎん》　庫《きんこ》

⑨

貨《かしゃ》　汽《きしゃ》

車

輪《しゃりん》　庫《しゃこ》

◎□に同じ漢字を入れてください。《小学二年生で習う漢字》

①
関□　□臓
疑□　□配

②
読□　□留
図□　□物

③
電□　□路
光□　□香

④
承□　□識
通□　□恵

⑤
流□　□肩
金□　□座

⑥
欄□　□隔
時□　□際

⑦
合□　□算
設□　□画

⑧
温□　□長
氷□　□内

⑨
小□　□居
野□　□獣

①

疑《ぎしん》　関《かんしん》

心

配《しんぱい》　臓《しんぞう》

②

図《としょ》　読《どくしょ》

書

物《しょもつ》　留《かきとめ》

③

光《こうせん》　電《でんせん》

線

香《せんこう》　路《せんろ》

④

通《つうち》　承《しょうち》

知

恵《ちえ》　識《ちしき》

⑤

金《きんせい きんぼし》　流《りゅうせい》

星

座《せいざ》　屑《ほしくず》

⑥

時《じかん》　欄《らんま》

間

際《まぎわ》　隔《かんかく》

⑦

設《せっけい》　合《ごうけい》

計

画《けいかく》　算《けいさん》

⑧

氷《ひむろ》　温《おんしつ》

室

内《しつない》　長《しつちょう》

⑨

野《やちょう》　小《ことり》

鳥

獣《ちょうじゅう》　居《とりい》

□に同じ漢字を入れてください。《小学三年生で習う漢字》

①
平□
□紙
日□
□平

②
仕□
□件
記□
□実

③
親□
□揮
食□
□図

④
文□
□石
変□
□学

⑤
学□
□字
練□
□慣

⑥
専□
□綱
縦□
□着

⑦
首□
□手
真□
□談

⑧
総□
□金
現□
□理

⑨
大□
□気
球□
□性

①

日《ひより》　平《へいわ》

和

平《わへい》　紙《わし》

②

記《きじ》　仕《しごと》

事

実《じじつ》　件《じけん》

③

食《しょくし》　親《おやゆび》

指

図《さしず》　揮《しき》

④

変《へんか》　文《ぶんか》

化

学《かがく》　石《かせき》

⑤

練《れんしゅう》　学《がくしゅう》

習

慣《しゅうかん》　字《しゅうじ》

⑥

縦《じゅうおう》　専《せんおう》

横

着《おうちゃく》　綱《よこづな》

⑦

真《しんそう》　首《しゅしょう》

相

談《そうだん》　手《あいて》

⑧

現《げんだい》　総《そうだい》

代

理《だいり》　金《だいきん》

⑨

球《きゅうこん》　大《だいこん》

根

性《こんじょう》　気《こんき》

◎——□に同じ漢字を入れてください。《小学四年生で習う漢字》

①
駅□　□達
自□　□言

②
有□　□事
皆□　□理

③
賛□　□就
完□　□功

④
木□　□料
題□　□質

⑤
六□　□学
方□　□廷

⑥
異□　□化
大□　□更

⑦
難□　□係
大□　□所

⑧
因□　□物
効□　□実

⑨
発□　□筆
友□　□磨

⑦

大《おおぜき》　難《なんかん》

関

所《せきしょ》　係《かんけい》

④

題《だいざい》　木《もくざい》

材

質《ざいしつ》　料《ざいりょう》

①

自《じでん》　駅《えきでん》

伝

言《でんごん》　達《でんたつ》

⑧

効《こうか》　因《いんが》

果

実《かじつ》　物《くだもの》

⑤

方《ほうほう》　六《ろっぽう》

法

廷《ほうてい》　学《ほうがく》

②

皆《かいむ》　有《うむ》

無

理《むり》　事《ぶじ》

⑨

友《ともだち》　発《はったつ》

達

磨《だるま》　筆《たっぴつ》

⑥

大《たいへん》　異《いへん》

変

更《へんこう》　化《へんか》

③

完《かんせい》　賛《さんせい》

成

功《せいこう》　就《じょうじゅ》

◎ □に同じ漢字を入れてください。《小学五・六年生で習う漢字》

①
根□　習□
□格　□分

②
神□　写□
□典　□験

③
肉□　近□
□鏡　□帯

④
複□　混□
□誌　□草

⑤
酸□　要□
□顔　□質

⑥
車□　同□
□枠　□口

⑦
星□　口□
□敷　□席

⑧
大□　果□
□木　□脂

⑨
口□　深□
□白　□茶

①
根《こんじょう》　習《しゅうせい》
性
分《しょうぶん》　格《せいかく》

②
神《しんけい》　写《しゃきょう》
経
験《けいけん》　典《けいてん／きょうてん》

③
肉《にくがん》　近《きんがん》
眼
帯《がんたい》　鏡《めがね》

④
複《ふくざつ》　混《こんざつ》
雑
草《ざっそう》　誌《ざっし》

⑤
酸《さんそ》　要《ようそ》
素
質《そしつ》　顔《すがお》

⑥
車《しゃそう》　同《どうそう》
窓
口《まどぐち》　枠《まどわく》

⑦
星《せいざ》　口《こうざ》
座
席《ざせき》　敷《ざしき》

⑧
大《たいじゅ》　果《かじゅ》
樹
脂《じゅし》　木《じゅもく》

⑨
口《くちべに》　深《しんく》
紅
茶《こうちゃ》　白《こうはく》

植物の名前、正しい漢字はどれでしょう？

①けやき
檜　楠　欅

②くぬぎ
櫟　楢　椎

③かば
樺　桂　桐

④ひいらぎ
椿　榎　柊

⑤ぜんまい
芹　薇　薺

⑥はこべ
土筆　野蒜　繁縷

⑦きすげ
撫子　桔梗　黄萱

⑧しゃくなげ
石楠花　彼岸花　沈丁花

⑨けし
柚子　椰子　芥子

①
檜＝ひのき
楠＝くすのき
欅＝けやき

②
櫟＝くぬぎ
楢＝なら
椎＝しい

③
樺＝かば
桂＝かつら
桐＝きり

④
椿＝つばき
榎＝えのき
柊＝ひいらぎ

⑤
芹＝せり
薇＝ぜんまい
薺＝なずな

⑥
土筆＝つくし
野蒜＝のびる
繁縷＝はこべ

⑦
撫子＝なでしこ
桔梗＝ききょう
黄菅＝きすげ

⑧
石楠花＝しゃくなげ
彼岸花＝ひがんばな
沈丁花＝じんちょうげ

⑨
柚子＝ゆず
椰子＝やし
芥子＝けし

鳥の名前、正しい漢字はどれでしょう？

①
ワシ
隼　鷲　鷹

②
コウノトリ
鶏　鸛　燕

③
ウズラ
鴇　鷗　鶉

④
ヒヨドリ
鵯　鶯　鴫

⑤
ヒバリ
山雀　孔雀　雲雀

⑥
シャモ
水鶏　軍鶏　矮鶏

⑦
ダチョウ
駝鳥　鵝鳥　雷鳥

⑧
インコ
鸚哥　鸚䳇　鸛鴒

⑨
キツツキ
金糸雀　啄木鳥　不如帰

①

隼＝ハヤブサ

鷲＝ワシ

鷹＝タカ

②

鶏＝ニワトリ

鸛＝コウノトリ

燕＝ツバメ

③

鴇＝トキ

鷗＝カモメ

鶉＝ウズラ

④

鵯＝ヒヨドリ

鶯＝ウグイス

鴫＝シギ

⑤

山雀＝ヤマガラ

孔雀＝クジャク

雲雀＝ヒバリ

⑥

水鶏＝クイナ

軍鶏＝シャモ

矮鶏＝チャボ

⑦

駝鳥＝ダチョウ

鵞鳥＝ガチョウ

雷鳥＝ライチョウ

⑧

鸚哥＝インコ

鸚鵡＝オウム

鶺鴒＝セキレイ

⑨

金糸雀＝カナリア

啄木鳥＝キツツキ

不如帰＝ホトトギス

◎――魚偏の魚の名前、正しい漢字はどれでしょう？

番号	魚	選択肢
①	カレイ	𩸽 鰈 鮃
②	サワラ	鰍 鰒 鰆
③	カワハギ	鰒 鮍 鮴
④	ブリ	鰤 鮪 魬
⑤	シャチ	鯒 鰢 鯱
⑥	タチウオ	魛 魳 鮎
⑦	ワカサギ	鮇 鮱 鰙
⑧	ハモ	鮑 鱧 鱚
⑨	ドジョウ	鮒 鯰 鰌

①
鮃＝ヒラメ
鰈＝カレイ
𩸽＝ホッケ

②
鰆＝サワラ
鰒＝ワカシ（ブリの幼魚）
鰍＝カジカ

③
鮴＝ゴリ
鮍＝カワハギ
鰒＝フグ（アワビとも）

④
魬＝ハマチ
鮪＝マグロ
鰤＝ブリ

⑤
鯱＝シャチ
鰢＝ツクラ（ボラの幼魚）
鯒＝コチ

⑥
鮎＝アユ
魳＝カマス
魛＝タチウオ

⑦
鰙＝ワカサギ
鮱＝ボラ
鮇＝イワナ

⑧
鱚＝キス
鱧＝ハモ
鮑＝アワビ

⑨
鰌＝ドジョウ
鯰＝ナマズ
鮒＝フナ

◎——□に同じ部首を入れて漢字を完成させてください。《小手調べ》

①
□之　□化
□早　□云

②
□永　□工
□兄　□召

③
□交　□木
□寸　□艮

④
□丁　□厶
□巨　□包

⑤
□列　□可
□壬　□中

⑥
□安　□夫
□由　□元

⑦
□也　□成
□方　□亘

⑧
□方　□反
□可　□夅

⑨
□乚　□土
□斤　□申

⑩
□殳　□夋
□余　□复

⑪
□旦　□巿
□复　□蔵

⑫
□干　□舌
□官　□軛

①
芝花
草芸
（くさかんむり）

②
泳江
況沼
（さんずい）

③
校林
村根
（きへん）

④
打払
拒抱
（てへん）

⑤
例何
任仲
（にんべん）

⑥
安実
宙完
（うかんむり）

⑦
地城
坊垣
（つちへん）

⑧
防阪
阿降
（こざとへん）

⑨
礼社
祈神
（しめすへん）

⑩
役後
徐復
（ぎょうにんべん）

⑪
胆肺
腹臓
（にくづき）

⑫
竿箸
管範
（たけかんむり）

◎——□に同じ部首を入れて漢字を完成させてください。《少しレベルアップ！》

①
□月　□召
□青　□爰

②
□己　□且
□及　□冬

③
□十　□吾
□売　□川

④
□苗　□里
□良　□袁

⑤
□寺　□攵
□勿　□土

⑥
□丁　□垔
□暴　□尭

⑦
田□　亦□
今□　刃□

⑧
然□　無□
昭□　執□

⑨
□央　□青
□生　□圣

⑩
□ヨ　□云
□电　□亚

⑪
□奇　□甲
□夆　□卡

⑫
□云　□圣
□侖　□欠

①
明昭
晴暖
（ひへん・にちへん）

②
紀組
級終
（いとへん）

③
計語
読訓
（ごんべん）

④
猫狸
狼猿
（けものへん）

⑤
特牧
物牡
（うしへん）

⑥
灯煙
爆焼
（ひへん）

⑦
思恋
念忍
（したごころ）

⑧
然無
照熱
（れっか）

⑨
快情
性怪
（りっしんべん）

⑩
雪雲
電霊
（あめかんむり）

⑪
崎岬
峰峠
（やまへん）

⑫
転軽
輪軟
（くるまへん）

◎――外国語の漢字です。正しいものを線で結んでください。

①

門　球 ・	・ゲートボール
排　球 ・	・テニス
庭　球 ・	・バスケットボール
籠　球 ・	・バレーボール

②

花椰菜 ・	・カリフラワー
和蘭芹 ・	・キャベツ
赤茄子 ・	・トマト
球　菜 ・	・パセリ

③

西班牙 ・	・スペイン
伯剌西爾 ・	・ニュージーランド
新西蘭 ・	・ブラジル
墨西哥 ・	・メキシコ

④

巴　里 ・	・ウィーン
伯　林 ・	・パリ
倫　敦 ・	・ベルリン
維　納 ・	・ロンドン

①

門　球	ゲートボール
排　球	テニス
庭　球	バスケットボール
籠　球	バレーボール

②

花椰菜	カリフラワー
和蘭芹	キャベツ
赤茄子	トマト
球　菜	パセリ

③

西班牙	スペイン
伯剌西爾	ニュージーランド
新西蘭	ブラジル
墨西哥	メキシコ

④

巴　里	ウィーン
伯　林	パリ
倫　敦	ベルリン
維　納	ロンドン

おまけ

日本語
【間違いさがしクイズ】
全48問

◎第１章〜第４章の「漢字テスト」、どのくらいできましたか？　ここからは「おまけ」。ちょっと趣向をかえて、漢字や日本語の間違いを探してください。

◉自己採点しましょう

▷40問正解 …… ★★★【大変よくできました】

▷30問正解 …… ★★☆【よくできました】

▷20問正解 …… ★☆☆【もう少し頑張りましょう】

◎――漢字に間違いが一字あります。探してください。《小手調べ》

①
僕には彼女は高値の花だよ

②
孫にも衣装、立派に見える

③
濡れ手で泡の摑《つか》み取りだぜ

④
書類を縮少して印刷しよう

⑤
日用大工で棚を作ったよ

⑥
事故の当時者から
聞き取った話

⑦
君と僕とは一身同体だね

⑧
国宝の絵画を観賞したよ

① **僕には彼女は高嶺の花だよ**

「高嶺」は〝高い山〟、「高嶺の花」は〝遠くから見るだけで手にできない〟ということ。

② **馬子にも衣装、立派に見える**

身分の低い馬子も衣装によって立派に見えるということ。孫にも衣装は着せたいですが……。

③ **濡れ手で粟の摑み取りだぜ**

手を濡らせば、粟がくっついて簡単に取れることから、〝楽して利益を得る〟ことを言う。

④ **書類を縮小して印刷しよう**

「小」は大きさが〝小さい〟ことで「大」の反対、「少」は分量が〝少し〟のことで「多」の反対。

⑤ **日曜大工で棚を作ったよ**

日曜日に趣味で大工仕事をするから「日曜大工」。日用品を作るからではありません。

⑥ **事故の当事者から聞き取った話**

「当時の人（者）」ではなく、「事故に当たった（出くわした）人」ということです。

⑦ **君と僕とは一心同体だね**

二人以上の人が〝心を一つにして力を合わせる〟こと。「身を一つ」にするのではありません。

⑧ **国宝の絵画を鑑賞したよ**

「観賞」は自然や景色などを見て楽しむときに使う。芸術作品などを味わうときは「鑑賞」。

◎――漢字に間違いが一字あります。探してください。《少しレベルアップ！》

①
美しい花嫁の内掛け姿

②
彼は抱擁力がある人間だ

③
安受け合いは失敗の元だよ

④
容疑者は黙否権を行使

⑤
喝を入れ直して頑張ろう

⑥
明日の会議は
所要のため欠席します

⑦
ご多聞にもれず不景気で…

⑧
ノーベル賞の
受賞式に臨む受賞者

①

美しい花嫁の打掛姿

小袖のうえに打ち掛けて着るから「打掛」。「裲襠」でも〝うちかけ〟と読む。「内掛《うちが》け」は相撲の技。

②

彼は包容力がある人間だ

「包容」は〝広い心で欠点なども受け入れる〟こと。抱擁（抱きしめ）しなくてもいいんです。

③

安請け合いは失敗の元だよ

「請」には〝引き受ける〟の意味があり、「安請け合い」は〝よく考えずに軽く引き受けること〟。

④

容疑者は黙秘権を行使

「黙秘権」は〝黙って何も言わず秘密にする権利〟。〝黙って否認〟するのではありません。

⑤

活を入れ直して頑張ろう

「喝」は禅宗で叱り導く声。「活を入れる」はもとは気絶した人の息を吹き返させることだった。

⑥

明日の会議は所用のため欠席します

「所用」は〝用件、用事〟。「所要」は《所要時間》など〝必要とする〟という意味です。

⑦

ご多分にもれず不景気で…

「ご多分」は〝多数・大部分の人〟、「多聞」は〝博識・物知り、多くの人に聞こえている〟という意味。

⑧

ノーベル賞の授賞式に臨む受賞者

賞を授《さず》けるのが「授賞」、受けるのが「受賞」。「授賞式」は、〝賞を授与する式典〟なんですね。

◎——似ているけど違う漢字が混じっています。よ〜く見て探してください。

①駄酒落を連発する

②横網の土俵入りだ

③画竜点晴を欠いてしまった

④悲業の死を遂げ残念だ

⑤漢字の知識で双壁をなす

⑥悪霊に崇られたに違いない

⑦王候貴族の末裔なんです

⑧彼は戊年の生まれだよ

① **駄洒落を連発する**

「洒《しゃ》」には〝あかぬけてさっぱりしている〟という意味がある。「酒《さけ》」とは横棒一本の違いです。

② **横綱の土俵入りだ**

「網《あみ》」と「綱《つな》」はもちろん違う字。でも相撲の本場両国国技館の住所は「墨田区横網《よこあみ》」です。

③ **画竜点睛を欠いてしまった**

「睛」は〝瞳《ひとみ》〟の意味。竜《りゅう》の絵に瞳を入れたら天に飛び去ってしまった故事が由来です。

④ **非業の死を遂げ残念だ**

「非業」は〝前世の業因《ごういん》にあらず、思いがけない〟という意味。確かに悲しいことですが……。

⑤ **漢字の知識で双璧をなす**

「璧《へき》」は古代中国の玉器《ぎょっき》。「双璧」は〝二つの玉《ぎょく》〟という意味だった。「完璧」も壁《かべ》ではありません。

⑥ **悪霊に祟られたに違いない**

「祟《たた》る」と「崇《あが》める」は誤植の定番の似て非なる文字。意味も逆ですよね。

⑦ **王侯貴族の末裔なんです**

「侯《こう》」には〝君主〟という意味がある。「候《こう》」は《気候》《～でござ候《そうろう》》のように使う字です。

⑧ **彼は戊年の生まれだよ**

「戊」は十干の「つちのえ／ボ」。「戍（まもる／ジュ）」という別の字もあり紛らわしい字です。

◎——間違った言い回しです。正しく直してください。

①
今度こそ汚名挽回したい

②
悪いことをすると
天罰が当たるよ

③
彼と話すまえに
口車を合わせておこう

④
君と将棋を打ちたいね

⑤
あわや新記録が
出るところだった

⑥
選手達の活躍に
喝采を叫んだ

⑦
今こそ雪辱を晴らすときだ

⑧
寸暇を惜しまず懸命に働く

① 今度こそ汚名返上したい

または「汚名をすすぎたい」。名誉は挽回しても汚名を挽回してはだめ。「汚名を晴らす」も×。

② 悪いことをすると天罰が下るよ

または「罰《ばち》が当たるよ」。「天罰」は、天が当てる罰《ばつ》ではなく、天が下す罰のこと。

③ 彼と話すまえに口裏を合わせておこう

〝先に相談して話を合わせておく〟という意味。「口車に乗せる」は〝言いくるめて騙す〟ことです。

④ 君と将棋を指したいね

「打つ」のは囲碁のほうで、将棋は「指す」ものです。

⑤ もう少しで新記録が出るところだった

「あわや」は、もう少しでよくないことが起きそうだったようなときに使う言葉。

⑥ 選手達の活躍に快哉を叫んだ

または「喝采した」。「喝采」には〝手をたたいたりして声をあげる〟という意味が含まれます。

⑦ 今こそ雪辱を果たすときだ

または「屈辱を晴らす」。「雪辱」は〝辱《はじ》をすす(雪)ぐ〟という意味で、晴らすものではありません。

⑧ 寸暇を惜しんで懸命に働く

「寸暇」＝少しの暇《ひま》は惜しむ（大切にする）もの。「惜しまず〜」だと〝大切にせず〟になってしまう。

◎——間違った言葉の使い方があります。正しく直してください。

①
大統領殿下からの厳命です

②
カトリックの牧師さんのお話

③
郵便局の預金通帳

④
あとは追って知るべしだ

⑤
判決が不服で
最高裁に控訴した

⑥
彼には取り付く暇もないよ

⑦
似た者同士、類は類を呼ぶだ

⑧
昨晩のバレエ公演、素晴らしいプリマドンナだったね

①
大統領閣下からの厳命です
「殿下」は皇太子など世襲皇族に使う言葉で、大統領には「閣下」を使うのが正解。

②
カトリックの神父さんのお話
「牧師」はプロテスタントの教会で使う言葉。カトリック教会では「神父」と言います。

③
郵便局の貯金通帳
「預金」するのは銀行や信用金庫など。郵便局、農協などは「貯金」と言います。

④
あとは推して知るべしだ
〝推測すればわかるはず〟という意味。「追って知らせます」と混同しないで。

⑤
判決が不服で最高裁に上告した
一審（地裁など）が不服で二審（高裁など）に訴えるのが「控訴」。さらに訴えるのは「上告」。

⑥
彼には取り付く島もないよ
「取り付く島」とは〝頼りにするところ〟という意味。「暇《ひま》」は、音が似ている誤用です。

⑦
似た者同士、類は友を呼ぶだ
〝似た者が自然に友になる〟という意味。《類は類を呼び友は友を呼ぶ》なら慣用句でOK。

⑧
昨晩のバレエ公演、素晴らしいプリマだったね
プリマドンナはオペラの主演女優歌手。バレエの主役はプリマ・バレリーナです。

◎——言い回しがちょっとくどいですね。スッキリさせてください。

①炎天下のもとで　お祭りが始まった

②銀行にお金を入金したよ

③御歳暮の贈り物を　お届けします

④その問題はまだ未解決だ

⑤過半数を超える人が反対だ

⑥春一番の風が吹いたよ

⑦今夜は満天の星空が美しい

⑧犯罪を犯すのは悪いこと

① 炎天下~~のもと~~でお祭りが始まった

または《炎天のもとでお祭りが〜》。「炎天下」だけで〝炎天のもと〟という意味です。

② 銀行に~~お金を~~入金したよ

入金するのはお金と決まっているので、「お金を〜」とつけるのは重言《じゅうごん》です。

③ 御歳暮~~の贈り物~~をお届けします

そもそも「御歳暮」に〝年末の贈り物〟という意味があります。

④ その問題は~~まだ~~未解決だ

または《〜まだ解決していない》。「未解決」が〝まだ解決していない〟という意味。

⑤ ~~過~~半数を超える人が反対だ

または《過半数を占める人が〜》。「過半数」で〝半数を超える〟という意味。

⑥ 春一番~~の風~~が吹いたよ

「春一番」は、早春にその年初めて吹く強い南風のこと。

⑦ 今夜は満天の星~~空~~が美しい

「満天」は〝空に満ちていること〟なので、「星空が空に満ちる」となり、おかしい。

⑧ 犯罪~~を犯す~~のは悪いこと

本来の意味としては、〝罪を犯す〟のが犯罪。「犯す」が重なってしまいます。

※これらの言い回し（重言）も放送等ではわかりやすさを優先して使われることもあり、全て「間違い」ではありません。

●ど忘れ現象を防ぐ会
歳を重ねるにつれ、思い出しづらくなっていく記憶や情報、知識を、どうすればスムーズに思い出せるのか、忘れっぽい脳の鈍化をどう防ぐのかを、日々ゲーム感覚で研鑽している中高年の研究会。

会員には、ライターや編集者、介護職員、会社役員、飲食店店主など、多士済々のメンバーが名を連ねている。代表者は、元・総合出版社の編集総責任者の松田順三が務める。

著書に『もの忘れ、認知症にならない思い出しテスト』『もの忘れ、認知症にならない中学社会 思い出しテスト』『もの忘れ、認知症にならない昭和 思い出しテスト』『もの忘れ、認知症にならない 新思い出しテスト』『有名人 穴埋めテスト』(いずれも弊社刊)がある。

もの忘れ、認知症にならない
漢字 思い出しテスト

2014年10月12日　第1刷発行
2020年3月26日　第26刷発行

編　者――ど忘れ現象を防ぐ会

発行人――杉山　隆

発行所――コスモ21
〒171-0021　東京都豊島区西池袋2-39-6-8F
☎03(3988)3911
FAX03(3988)7062
URL http://www.cos21.com/

印刷・製本――中央精版印刷株式会社

ISBN978-4-87795-298-3 C0030